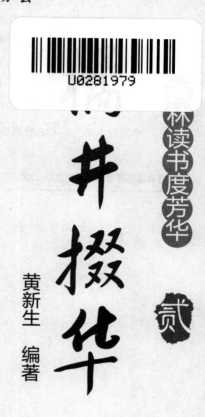

杏林读书度芳华　贰

医林拾掇

黄新生　编著

中国科学技术出版社

·北京·

图书在版编目（CIP）数据

杏林读书度芳华. 2，橘井撷华 / 黄新生编著. --

北京：中国科学技术出版社，2021.1

ISBN 978-7-5046-8772-2

Ⅰ. ①杏… Ⅱ. ①黄… Ⅲ. ①中国医药学—基本知识
Ⅳ. ① R2

中国版本图书馆 CIP 数据核字（2020）第 171307 号

杏林读书度芳华 橘井撷华 XINGLIN DUSHU DU FANGHUA JUJING DUOHUA

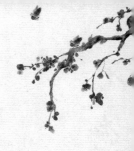

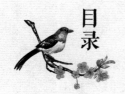

目录

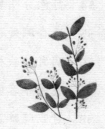

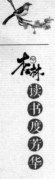

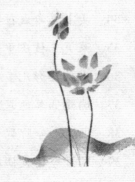

28 | 诗词中的养生之道

醉倒山翁，但愁斜照敛。

凭高眺远，正玉液新篘，蟹螯初荐。

渭水西风，长安乱叶，空忆诗情宛转。

荆江留滞最久，故人相望处，离思何限。

尚有练囊，露萤清夜照书卷。

云窗静掩。叹重拂罗袍，顿疏花簟。

暮雨生寒，鸣蛩劝织，深阁时闻裁剪。

绿芜凋尽台城路，殊乡又逢秋晚。

北宋著名词人周邦彦的这首《齐天乐》表达了与故人久别的离愁。韩愈《元和圣德诗》云："天锡皇帝，与天齐寿。"《齐天乐》调名本意即咏皇帝寿高，能与天齐寿。古人注重未病先防，即采取调养精神情志、加强锻炼、适应四时气候、注意饮食起居、药物预防及人工免疫等措施来防止疾病的发生。

调养精神养正气

"天地有正气，杂然赋流形。下则为河岳，上则为日星。于人曰浩然，沛乎塞苍冥。皇路当清夷，含和吐明庭。"（南宋著名政治家、文学家文天祥《正气歌》）

在卫生条件极为恶劣的地牢之中，面对元朝统治者的软硬兼施、威逼利诱，身体孱弱的文天祥却"幸而无恙"。文天祥认为自己是靠着胸中的浩然正气，抵御了所有的邪气、浊气，保证了自己的健康。

文天祥的说法是有根据的。人的思想活动和疾病的发生有密切的关系，人的喜怒哀乐可影响气机的升降出入。强烈或长期反复的精神刺激可使气机逆乱、气血失和、阴阳失调、脏腑功能紊乱，百病丛生。《素问·举痛论》说："怒则气上，喜则气缓，悲则气消，恐则气下，惊则气乱，思则气结。"《灵枢·百病始生》说：
"喜怒不节，则伤脏。"减少贪欲妄想，保持思想安定清静，能减少不良的精神刺激和过度的情志波动，减少疾病的发生。文天祥将国家大义、民族利益置于个人得失之上，虽然失败，但内心无愧，心气和平。面对敌人的威逼利诱，他宠辱不惊，故而可以"幸而无恙"。

加强锻炼强体质

"到而今，年老残喘，只落得，《黄庭》一卷随身伴。闷来时造拳，忙来时耕田，趁余闲，教下些弟子儿孙，成龙成虎任方便。"（明末清初陈氏太极第九代传人陈王廷词）

明末清初，兵戈四起，疫病流行，社会极为动荡，普通民众如同生活在人间地狱一般。生活在社会底层的陈王廷虽抱一颗恬淡虚无之心，但为生活所迫，也难免有时郁闷，只落得"年老残喘"。穷则思变，武学根基深厚的陈王廷依据祖传之拳术，博采众家之精华，结合太极阴阳之理，参考中医经络学说及导引、吐纳之术，创造了具有阴阳相合、刚柔相济的陈氏太极拳。经常练习太极拳，既可用于技击，在乱世之中安身立命；也可增强体质，减少或防止疾病的发生。唯有如此，弟子儿孙才可以在乱世中"成龙成虎任方便"。

古人认为"流水不腐，户枢不蠹"，加强体育锻炼，可以养精、益气、安神、活血，协调精气神血的相互关系，从而气机调畅、阴阳平衡、气血经络运行通达，减少或防止疾病的发生。现代医学也认为，体育锻炼可以发展身体、增强体质、调节精神、增进健康。

通过加强锻炼预防疾病的历史源远流长。远在先秦时代已经应用"导引术"和"吐纳术"来预防疾病。长沙马王堆汉墓《导引图》的出土，证明我国是世界上较早应用导引的国家，西方学者将中国称为"医疗体操的祖国"。东汉神医华佗认为"人体欲得劳动，但不当使极尔。动摇则谷气得消，血脉流通，病不得生"。他模仿虎、鹿、熊、猿、鸟五种动物的运动状态，发明了"五禽戏"。据《后汉书·华佗传》记载，华佗的徒弟吴普经常练习"五禽戏"，结果"年九十余，耳目聪明，齿牙完坚"，达到了强身健体、益寿延年的目的。其他如易筋经、八段锦，各类气功、武术等传统体育方法虽侧重点不同，但均是防病强身的锻炼方法。根据个人情况，选择练习这些传统的体育锻炼方法，可起到增强体质、防病强身的作用。

天人相应适四时

"杲杲冬日出，照我屋南隅。负暄闭目坐，和气生肌肤。初似饮醇醪，又如蛰者苏。外融百骸畅，中适一念无。旷然忘所在，心与虚空俱。"（唐代著名诗人白居易《负冬日》）

冬日暖阳之下，白居易闭目养神，心无杂念，怡然自得。白居易这首诗中体现的养生观，深合中医四时养生之道。

春生夏长、秋收冬藏，一年四季的气候和阴阳变化有特定的规律，人体也必须适应自然界的四时变化来维持生命活动。否则，人体生理节律就会受到干扰，抗病能力和适应能力就会降低，即便不感受外邪致病，也会导致内脏功能失调而发生病变。

中医认为，人顺应自然规律行事方可体态安康，是为"天人相应"。人与自然界息息相关，自然界的四时气候变化，必然会影响人体，使之发生相应的生理和病理变化，故《素问·四气调神大论》说"阴阳四时者，万物之终始也，死生之本也。逆之则灾害生，从之则苛疾不起，是谓得道"。《黄帝内经》还提出了顺应四时的具体养生措施："（春三月）夜卧早起，广步于庭，被发缓行，以使志生"；"（夏三月）夜卧早起，无厌于日，使志无怒"；"（秋三月）早卧早起，与鸡俱兴，使志安宁"；"（冬三月）早卧晚起，必待日光""去寒，就温，无泄皮肤"。

当今社会，生活节奏过于紧张，大部分人没有时间严格按照《黄帝内经》中具体的四时养生措施养生。比如冬三月"早卧晚起，必待日光"，对现代人来说简直就是一种奢求。即便如此，我们也需要"春夏养阳、秋冬养阴"，关注季节变化，注意五脏应时。方便的时候，偷得浮生半日闲，也像白居易那样，在冬日的暖阳下晒晒太阳，抛却一切杂念，感受"负暄闭目坐，和气生肌肤"的惬意，也算是一种诗意的应时养生。

饮食起居常注意

"世人个个学长年，不悟长年在目前。我得宛丘平易法，只将食粥致神仙。"（南宋文学家陆游《食粥》）

陆游认为，过于丰盛的饮食会增加胃肠负担，食用易于消化、富含营养的粥是养生的捷径。苏轼也有类似的观点，他在《狄韶州煮蔓菁芦菔羹》一诗中说："我昔在田间，寒疱有珍烹。常支折脚鼎，自煮花蔓菁。中年失此味，想象如隔生。谁知南岳老，解作东坡羹。中有芦菔根，尚含晓露清。勿语贵公子，从渠醉膻腥。"东坡羹是在粥中加入了蔓菁和萝卜。

苏轼和陆游的食粥养生是有医学根据的，其核心是饮食和生活起居要有规律和节制。《黄帝内经》中"五谷为养、五畜为益、五果为助、五菜为充"的饮食原则，至今仍具有指导意义。

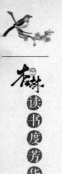

药物预防得先机

"固脾节饮水，游乐多行走。盘腿擦涌泉，闲坐观菖蒲。地黄芪门煎，酌饮蛤蜊酒。长食茯苓面，常餐杞菊肴。"（北宋著名文学家苏轼《固脾》）

在这首诗中，苏轼介绍了自己预防脾胃疾病的经验，既有起居饮食内容，也有穴位按摩、药物预防。我国用药物预防疾病的历史同样悠久。《素问·遗篇》载："（小金丹）服十粒，无疫干也"，说明我国很早就开始了药物预防工作。宋真宗时，丞相王旦的儿子死于天花，王旦痛定思痛，广招天下名医，寻求治疗天花的医方，来自四川峨眉山的道姑将人痘接种技术带到汴京。明朝的时候，人痘接种技术得到推广，这种技术传到欧洲以后，改良为接种牛痘预防天花，开启了现代人工免疫技术。中华人民共和国成立初期，在缺医少药的情况下，人们用大锅熬制中药集体服用，曾有效预防了多种传染病的发生。如今，三伏贴、膏方等预防疾病的手段被越来越多的人认可。板蓝根、大青叶预防流感、腮腺炎；大蒜、马齿苋预防胃肠道疾病等，乃是简便易行，用之有效的药物预防方法。

此外，防止病邪的侵害，讲究卫生，保护环境，防止污染，躲避六淫、疫疠等毒气，也是未病先防的重要内容。

"惜气存精更养神，少思寡欲勿劳心。食惟半饱无兼味，酒止三分莫过频。每把戏言多取笑，常含乐意莫生嗔。炎凉变诈都休问，任我逍遥过百春。"明代名医龚廷贤的这首《摄养诗》，是他多年养生保健经验的总结，为人们的日常养生提供了参考。寓养生保健于日常生活之中，延年益寿，其乐融融。从养生诗词中欣赏养生之道，更是风雅而从容。

29 | 杜鹃花开映山红
诗词中的踯躅及其药用价值

献千千寿。愿长恁、天香满袖。

佳人再拜抬娇面，敛红巾、捧金杯酒。

须款折、绣囊剩戴，细把蜂须频嗅。

千匝绕、红玉阑干，愁只恐、朝云难久。

长记得天上，瑶池阆苑曾有。

映霞腮动檀痕溜。

罗帏护日金泥皱。

露国色仙姿，品流第一，春工成就。

谷雨风前，占淑景、名花独秀。

这首《映山红慢》是宋代文学家元绛的作品，描写春日映山红
盛开的景色。映山红本名杜鹃花，为杜鹃花科杜鹃花属植物，又名

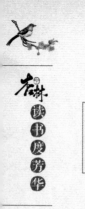

红踯躅、山踯躅、山石榴、艳山红、山归来、艳山花、满山红、清明花等。

绚丽杜鹃寓意广

杜鹃花为中国十大名花之一，花开时节漫山遍野，灿若云霞。白居易将杜鹃花比作花中西施。《山石榴寄元九》诗云："闲折二枝持在手，细看不似人间有，花中此物是西施，芙蓉芍药皆嫫母。"宋代诗人王十朋种植的杜鹃花在初冬十月并蒂开放，他觉得比金腰带还要珍贵，作诗云："一声杜宇啼春风，明朝绯挂千山丛。岁寒此色岂易得，那更朵朵双头红。共蒂联芳友于爱，一吐一含分次第。造物私我小园林，此花大胜金腰带。"

杜鹃花开放的时节，正好是布谷鸟彻夜啼鸣的时候，并且布谷鸟的口腔和舌头都是鲜红色，与杜鹃花的花色相似，于是衍生出一个凄美的传说：蜀王杜宇（望帝）勤政爱民，晚年喜欢修道。杜宇死后，精魂化作一只鸟，彻夜凄声鸣叫，蜀地人便称其为杜鹃鸟（子规鸟、布谷鸟）。杜鹃鸟口中的鲜血滴到一种植物的花上，这种花也变得鲜红似血，人们便称这种花为杜鹃花。由于杜鹃鸟和杜鹃花的故事太过凄美，历代诗人吟咏不绝。如李白《宣城见杜鹃花》："蜀国曾闻子规鸟，宣城还见杜鹃花。一叫一回肠一断，三春三月忆三巴。"成彦雄《杜鹃花》："杜鹃花与鸟，怨艳两何赊。疑是口中血，滴成枝上花。一声寒食夜，数朵野僧家。谢豹出不出，日迟迟又斜。"

杜鹃花颜色鲜红，仿佛是为国家社稷流血牺牲的忠臣烈士的鲜血染成，因此它又成为忠臣烈士的象征。北宋梅尧臣将映山红种于坟前，将之与碧血丹心的苌弘相比，"年年杜鹃啼，口滴枝上赤。今同苌弘血，三岁化为碧。因移新冢傍，颜色照松柏"（《种碧映山红于新坟》）。近现代后，坦荡热烈的杜鹃花进一步演化为革命精神的象征，电影《闪闪的红星》插曲《映山红》："夜半三更哟盼天明，寒冬腊月哟盼春风。若要盼得哟红军来，岭上开遍哟映山红。"语言通俗易懂、旋律悦耳动听，将杜鹃花和不惧流血牺牲的红军相比，表现出人民群众对红军英雄的无限热爱与依依不舍之情。

药房杜鹃溢芬芳

　　杜鹃花不但花色绚丽、寓意深刻，而且还有很高的药用价值。杜鹃花的花（杜鹃花）、叶（杜鹃花叶）、根（杜鹃花根）、果实（杜鹃花果实）均可入药。

　　"际晓红蒸海上霞，石崖沙岸任欹斜。杜鹃也报春消息，先放东风一树花。"（明代苏世让《初见杜鹃花》）杜鹃花性味甘、酸、平，归肝、脾、肾经，具有和血、调经、止咳、祛风湿、解疮毒的功效，用于吐血、衄血、崩漏、月经不调、咳嗽、风湿痹痛、痈疖疮毒的治疗。

　　"溪岚漠漠树重重，水槛山窗次第逢。晚叶尚开红踯躅，秋芳初结白芙蓉。"（白居易《题元十八溪居》）杜鹃花叶性味酸、平，具有清热解毒、止血、化痰止咳的功效，用于痈肿疮毒、荨麻疹、外伤出血、支气管炎的治疗。

"回看桃李都无色，映得芙蓉不是花。争奈结根深石底，无因移得到人家。"（白居易《山枇杷》）杜鹃花根性味酸、甘、温，归肝、肾、大肠经，具有活血止血、祛风止痛的功效，用于月经不调、吐血、衄血、便血、崩漏、痢疾、脘腹疼痛、风湿痹痛、跌打损伤的治疗。

"一园红艳醉坡陀，自地连梢簇蒨罗。蜀魄未归长滴血，只应偏滴此丛多。"（唐代韩偓《净兴寺杜鹃一枝繁艳无比》）杜鹃花果实性味甘、辛、温，具有活血止痛的功效。

同为踯躅性不同

杜鹃花别名红踯躅、山踯躅，还有一味中药，也是杜鹃花科杜鹃花属植物，与杜鹃花极为相似，名为羊踯躅。羊踯躅的名称，来源于它的毒性，陶弘景说："（羊踯躅），羊误食其叶，踯躅而死，故以为名。"至于杜鹃花和羊踯躅的区别，《本草纲目》说:"（杜鹃花）枝少而花繁，一枝数萼，二月始开，花如羊踯躅而蒂如石榴，花有红者、紫者、五出者、千叶者。小儿食其花，味酸无毒。其黄色者即有毒，羊踯躅也。"原来，杜鹃花多为红色或紫色，无毒；羊踯躅花黄色，有毒。羊踯躅的花（闹羊花）、果实（六轴子）、根（羊踯躅根）均可入药。

"红罗步障三十里，忆得南溪踯躅花。马上春风吹梦去，依稀人摘雨前茶。"（黄庭坚《观化》）羊踯躅花又名闹羊花、踯躅花、黄杜鹃花等，性味辛、温，有毒，归肝经，具有祛风除湿、定痛、杀虫的功效，用于风湿痹痛、偏正头痛、跌仆肿痛、龋齿疼痛、皮肤顽癣、疥疮的治疗。《神农本草经》载其:"主贼风在皮肤中淫淫痛，温疟，恶毒，诸痹。"《本草蒙筌》载其:"主风湿藏肌肉里，渐渐麻痹。"现代研究证明，羊踯躅花具有镇痛、降血压、减慢心率、杀虫、抗菌等多种药理作用。据《华佗神医秘传》载，大名鼎鼎的麻沸

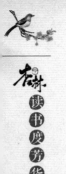

散，就是由羊踯躅、茉莉花根、当归等制成；《外科正宗》之三圣散，由羊踯躅花、槿树花、大风子制成，可治疗不论偏正新久之男女头痛；《闽东本草》载，鲜羊踯躅花捣烂敷患处，可治疗皮肤顽癣及瘙痒。

羊踯躅花有毒，不宜多服久服，《神农本草经》将其列入毒草类，《本草新编》说"羊踯躅，必须外邪难于外越者，始可偶尔一用以出奇，断不可频用以炫异也"。

羊踯躅果实性味苦、温，有毒，归肺、脾经，具有祛风燥湿、散瘀止痛、定喘、止泻的功效，用于风寒湿痹、历节肿痛、跌打损伤、喘咳、泻痢、痈疽肿毒的治疗。羊踯躅根性味辛、温，有毒，归脾经，具有祛风除湿、化痰止咳、散瘀止痛的功效，用于风湿痹痛、痛风、咳嗽、跌打肿痛、痔漏、疥癣的治疗。

"枫林翠壁楚江边，踯躅千层不忍看。开卷例知归路近，剑南樵叟为施丹。"（苏轼《踯躅》）古人常将杜鹃花和羊踯躅统称为踯躅，它们外形相似、花色不同，药效也互不相同，但却同样具有浓厚的文化氛围。

30 ｜ 水调歌头闲话水

明月几时有？把酒问青天。

不知天上宫阙，今夕是何年。

我欲乘风归去，又恐琼楼玉宇，

高处不胜寒。

起舞弄清影，何似在人间。

转朱阁，低绮户，照无眠。

不应有恨，何事长向别时圆？

人有悲欢离合，月有阴晴圆缺，

此事古难全。

但愿人长久，千里共婵娟。

这首《水调歌头》为苏轼的代表作。皓月当空、亲人遥隔千里，作者以大开大合之笔从人生写到自然，将各种生活加以提炼和概括，流露出悟透人生的洒脱和旷达的性格。

阴阳五行是中国古典哲学的核心，作为五行之一的水，也被古代的先哲赋予无穷的哲学意义。《河图》说："天一生水，地六成之。"《易经》坎卦为水，外柔内刚、外静内动，虽险难重重，却显人性光辉。

"上善若水，水善利万物而不争，处众人之所恶，故几于道。"《道德经》中多次出现"川""冰""甘露"等有关水的不同意象，体现出水随物赋形的柔弱一面。同时，水有"莫之能御"的力量，其性虽柔而力至坚，常顺势而为，充满爆发力。

水是孕育生命的基础

阴阳五行学说同样是中医的理论基础，《尚书》说"水润下"，中医用水滋润、向下的特性，来类比人的肾脏。杜甫诗云："随风潜入夜，润物细无声。"万物只有在水的滋润下才能蓬勃生长。

肾藏精，主生长、发育与生殖。肾所藏之精，既包括禀受于父母的先天之精，也包括饮食所化生的后天之精。先天之精与后天之精相辅相成、互相促进，所化之气名为肾气。肾中精气决定着人的生长发育与生殖能力。肾中精气可分为肾阴、肾阳两个方面，肾阴对各脏腑起着滋润作用；肾阳对各脏腑起着温煦、生化作用。肾阴、肾阳互相依存、互相制约，是五脏阴阳的根本，共同维系着五脏阴阳的平衡。由于肾的生理功能极其重要，古人称之为"先天之本""作强之官"。

"灵橘无根井有泉，世间如梦又千年。乡园不见重归鹤，姓字今为第几仙。风泠露坛人悄悄，地闲荒径草绵绵。如何蹑得苏君迹，白日霓旌拥上天。"唐代诗人元结这首《橘井》诗抒发了对橘井圣地的幽思。相传，汉代人苏耽笃好神仙养生之术，人们称他为"苏仙"。他在得道成仙之际，对母亲说："明年将会发生一场大的瘟疫，咱院子里的井水和橘树能够治疗。如果有患病的人，给他一升井水，一片橘叶，煎汤饮服，立可痊愈。"后来的情况果然如苏耽所言，天下瘟疫大行，饮橘叶井水者，即刻痊愈，求橘叶井水者络绎不绝。从此，"橘井"一词慢慢演化为中医药的代名词。

智者乐水，仁者乐山

孔子说："知（同'智'）者乐水，仁者乐山；知者动，仁者静；知者乐，仁者寿。"水较于山是流动的，所以水与山，两者一动一静。知者动，是说知者每天孜孜不倦地学习，以求日有所获，如潺潺流水不知止息，并且知者善于运用其才智去治理社会；仁者寿，是因为仁者心地善良，心胸宽广，就像大山一样，岿然矗立、崇高安宁。

若既有仁心，又有大智，岂能不寿？这也正是中医学关于动静相互关系的哲学，形动而神静，两者对立统一。古称四大雅趣的琴、棋、书、画，其实都蕴含了动静结合之妙，操琴、下棋、挥毫之时，不仅需要调整姿势、动起脑筋，还需要神凝志定、杂念全无，在不知不觉中，消遣放松且养性益寿。

"五行水本咸，安择江与井。如何不相入，此意复谁省。"（北宋·苏轼《诸葛井盐》）作为五行之一的水，在中医药文化乃至中华传统文化中都有着丰富的内涵。水象征柔弱与包容，顺势而流的水则不乏"刚强"，隐藏着极强的意志力与爆发力，水的多重性格蕴含了深刻的哲理，唯有深刻体会方悟其中之真知。

春蚕昨夜眠方起，
闲了罗机，共采柔枝，
桑柘阴阴三月时。

背人伴笑移金钏，
惆怅花期。故故留迟。
独自归来雨满衣。

这首《采桑子》是宋人赵子发的作品，描写采桑女的春日情思，后演变为词牌《采桑子》。

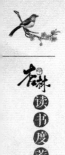

入诗桑树作用大

相传黄帝正妃嫘祖首创种桑养蚕之法，于是产生了丝绸文化。孟子说："五亩之宅，树之以桑，五十者可以衣帛矣。"桑树枝条制作的桑叉、箩筐等是重要的农业生产工具，古人有"有意诗书修笔墨，潜心世事执桑叉"之说。桑木制作的弓（桑弧）是古代重要的武器，《礼记》说："射人以桑弧蓬矢六，射天地四方"。桑椹既是可口的水果，也是古代穷人的救命粮，《卫风·氓》云："于嗟鸠兮，无食桑椹！"桑树皮可以造纸；桑木可以制作家具。桑树具有如此巨大的经济价值，难怪诸葛亮说自家"成都有桑八百株，薄田十五顷，子弟衣食，自有余饶"。古代女子将桑树比兴为心上人，《小雅·隰桑》云："隰桑有阿，其叶有难。既见君子，其乐如何！"

桑树有巨大的药用价值。桑木火力强劲、均匀有力，被称为阳火，是熬制中药的重要火源。桑叶、桑叶汁、桑叶露、桑椹、桑椹酒、桑枝、桑根、桑白皮等均可入药，附属于桑树的桑耳、桑黄、桑螵蛸、桑蠹虫、桑寄生等亦为中药。《本草图经》曰："方书称桑之功最神，在人资用尤多。"

甘寒桑叶散风热

"鸟鸣桑叶间，叶绿条复柔。攀看去手近，放下长长钩。"（王建《采桑》）采桑女采摘的嫩桑叶除了养蚕，也可入药。嫩桑叶又名新桑叶，为春季桑叶茂盛时采收的桑叶，以叶大而肥、色碧绿者为佳。嫩桑叶长于清肝明目，《医级》中记载的桑麻丸，由嫩桑叶和黑胡麻子制成，具有滋养肝肾、祛风明目的功效，用于肝肾不足、头晕眼花、视物不清、迎风流泪的治疗。

桑叶性味苦、甘、寒，归肺、肝经，具有疏散风热、清肺润燥、平肝明目、凉血止血的功效。《神农本草经》将桑叶列为中品，载其能"除寒热，出汗"。桑叶常与菊花相须为用，并配伍连翘、薄荷、桔梗等药，用于风热感冒，或温病初起，温热犯肺，发热、咽痒、咳嗽等症，如桑菊饮；桑叶与杏仁、沙参、贝母等同

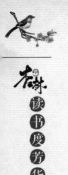

用，或与石膏、麦冬、阿胶等同用，可治疗肺热咳嗽、燥热咳嗽，如桑杏汤、清燥救肺汤；桑叶与菊花、石决明、白芍等药同用，可治疗肝阳上亢所致的头痛眩晕、头重脚轻、烦躁易怒；桑叶与菊花、蝉蜕、夏枯草、决明子等配伍，可治疗风热上攻、肝火上炎所致的目赤、涩痛、多泪；桑叶与黑芝麻配伍，可治疗肝肾精血不足、目失所养而致的眼目昏花、视物不清，如扶桑至宝丹；桑叶与菊花、石决明、夏枯草等同用，可治疗肝热引起的头昏、头痛。

桑叶汁性味苦、微寒，归肝经，具有清肝明目、消肿解毒的功效，用于目赤肿痛、痈疖、瘿瘤、金疮、蜈蚣咬伤的治疗；桑叶露性味苦、微寒，归肝经，具有清肝明目的功效，用于目赤肿痛的治疗。

苦平桑枝祛风湿

"美女妖且闲，采桑歧路间。柔条纷冉冉，叶落何翩翩。"（曹植《美女篇》）桑枝入药，以 5 ～ 6 月采收的嫩枝为好。桑枝性味苦、平，归肝经，具有祛风湿、通经络、行水气的功效。《本草图经》载："（桑枝）疗遍体风痒干燥，脚气风气，四肢拘挛，上气，眼晕，肺气嗽，消食，利小便，久服轻身，聪明耳目，令人光泽，兼疗口干。"

桑枝属祛风湿、强筋骨类中药，祛风湿而善达四肢经络，通利关节，尤宜于风湿热痹，肩臂、关节酸痛麻木者。桑枝性平，故无论痹证新久、寒热均可应用，偏寒者，配伍桂枝、威灵仙等效果更佳；偏热者，配伍络石藤、忍冬藤等效果更佳；偏气血虚者，配伍黄芪、鸡血藤、当归等效果更佳。桑枝与柳枝、杉枝、槐枝等配伍外洗，可治疗风毒攻手足疼痛，皮肤不仁，如桑枝汤。《本草撮要》载："桑枝，功专去风湿拘挛，得桂枝治肩臂痹痛；得槐枝、柳枝、桃枝洗遍身痒。"

桑瘿为老桑树上的结节，其性味苦、平，归肝、胃经，具有祛风除湿、止痛、消肿的功效，用于风湿痹痛、胃痛、鹤膝风的治疗；桑沥为桑树的枝条经烧灼后沥出的汁液，又名桑油，其性味甘、凉，归肝经，具有祛风止痉、清热解毒的功效，用于破伤风、皮肤疮疥的治疗；桑皮汁为桑树皮中的白色液汁，其性味苦、微

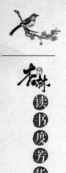

寒，具有清热解毒、止血的功效，用于口舌生疮、外伤出血、蛇虫咬伤的治疗；桑柴灰为桑木所烧成的灰，其性味辛、寒，归肝、肾经，具有利水、止血、蚀恶肉的功效，用于水肿、金疮出血、面上痣疵、疣赘的治疗；桑霜为桑柴灰汁经过滤、蒸发后所得的结晶状物，其性味甘、凉，具有解毒消肿、散积的功效，用于痈疽疔疮、噎食积块的治疗。

泄肺平喘桑白皮

"只应新执牙筹者，拾得研桑肘后方。"（刘克庄《循梅路口》）桑白皮性味甘、辛、寒，归肺、脾经，具有泻肺平喘、利水消肿的功效，用于肺热喘咳痰、水饮停肺、胀满喘急、咯血、水肿、脚气、小便不利的治疗。《药性论》载："（桑白皮）治肺气喘满，水气浮肿，主伤绝，利水道，消水气，虚劳客热，头痛，内补不足。"《用药法象》载："桑白皮，甘以固元气之不足而补虚，辛以泻肺气之有余而止嗽。"《本草纲目》载："桑白皮，长于利小水，乃实则泻其子也，故肺中有水气及肺火有余者宜之。"现代研究证明，桑白皮具有利尿、降压、镇咳、祛痰、平喘、抗炎、降糖、抗菌、镇静安定、抗癌等药理作用。

桑白皮属止咳平喘类中药，既可清泻肺火与泻肺中水气而平喘，还可通调水道而利水消肿，尤宜用于风水、皮水等阳水实证。桑白皮与地骨皮同用，可治疗肺热咳喘，如泻白散；桑白皮配伍麻黄、杏仁、葶苈子等，可治疗水饮停肺之胀满喘急；桑白皮与人参、五味子、熟地黄等配伍，可治疗肺虚有热而咳喘气短、潮热、盗汗，如补肺汤；桑白皮配伍茯苓皮、大腹皮、陈皮等，可治疗全身水肿、面目肌肤浮肿、胀满喘急、小便不利，如五皮散。

桑根性味微苦、寒，归肝经，具有清热定惊、祛风通络的功效，用于惊痫、目赤、牙痛、筋骨疼痛的治疗。

滋阴养血桑葚子

"黄栗留鸣桑葚美，紫樱桃熟麦风凉。朱轮昔愧无遗爱，白首重来似故乡。"（欧阳修《再至汝阴三绝》）

桑葚子性味甘、酸、寒，归肝、肾、心经，具有滋阴养血、生津、润肠的功效，用于肝肾不足和血虚精亏所致头晕目眩、腰酸耳鸣、须发早白、失眠多梦、津伤口渴、消渴、肠燥便秘、秃疮的治疗。《本草衍义》认为桑之精英尽在于桑葚，《随息居饮食谱》认为桑葚子"滋肝肾，充血液，祛风湿，健步履，息虚风，清虚火"。

桑葚子属补阴类中药，与何首乌、墨旱莲、女贞子等配伍，可治疗阴血不足所致的眩晕耳鸣、虚烦失眠、须发早白；与麦冬、石斛、玉竹、天花粉等配伍，可治疗阴虚津少、消渴口干；与火麻仁、生何首乌、生地黄、枳壳等配用，可治疗肠燥便秘。

桑葚酒性味甘、凉，归肝、肾经，具有补益肝肾的功效，用于肾虚水肿、耳鸣耳聋的治疗。

"十亩之间兮，桑者闲闲兮，行与子还兮。十亩之外兮，桑者泄泄兮，行与子逝兮。"(《魏风·十亩之间》) 在古代，桑树在国计民生中具有举足轻重的地位。从古至今，桑药在防病治病中一直发挥着不可替代的作用。

32 | 拒霜花开芳出众，芙蓉月冷疗疽痈

黄叶舞碧空，临水处、照眼红苞齐吐。

柔情媚态，伫立西风如诉。

遥想仙家城阙，十万绿衣童女。

云缥缈，玉娉婷，隐隐彩鸾飞舞。

樽前更风度。记天香国色，曾占春暮。

依然好在，还伴清霜凉露。

一曲阑干敲遍，悄无语。空相顾。

残月淡，酒阑时、满城钟鼓。

这首《芙蓉月》是赵以夫的作品。西风凛冽、黄叶飘零、清霜凉露，在这万花纷谢之时、秋水潺潺之处，

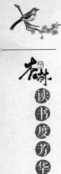

木芙蓉迎霜开放，亭亭玉立，红苞齐吐。此情此景，仿佛云雾缥缈、彩鸾飞舞的神仙宫阙。猛然惊醒，但见得残月暗淡，满城钟鼓。词牌《芙蓉月》因该词中"残月淡"而得名。

娇艳芙蓉人人爱

木芙蓉为锦葵科芙蓉属植物，其花或白或粉或赤，皎若芙蓉出水，艳似菡萏展瓣，故有"芙蓉花"之称，又名木莲、地芙蓉、华木、拒霜、霜降花等，《本草纲目》云"此花艳如荷花，故有芙蓉、木莲之名，八、九月始开，故名拒霜"。

木芙蓉花十分美丽。李时珍说："（芙蓉）秋半始着花，花类牡丹、芍药，有红者、白者、黄者、千叶者，最耐寒而不落。"白居易将木芙蓉与荷花、牡丹比艳，《画木莲花图寄元郎中》诗："花房腻似红莲朵，艳色鲜如紫牡丹。唯有诗人能解爱，丹青写出与君看。"王安石则将木芙蓉比作浓妆艳抹、醉意阑珊的美妇人,《木芙蓉》诗"水边无数木芙蓉,露染胭脂色未浓。正似美人初醉着,强抬青镜欲妆慵"。芙蓉花初开色白,继而转红,由浅而深,花色数变,以此得三变花之名。醉酒芙蓉,亦系形容其花之艳丽。

木芙蓉迎霜开放,为历代文人墨客所喜爱,将其象征为高尚纯洁的君子。苏轼在《和陈述古拒霜花》中写道:"千林扫作一番黄,只有芙蓉独自芳。唤作拒霜知未称,看来却是最宜霜。"

相传后蜀花蕊夫人非常喜爱木芙蓉,后蜀主孟昶命人在成都城头遍种芙蓉,晚秋时节,延绵四十余里,花团锦簇,蔚若锦绣,故成都又有"芙蓉城"之称。自唐代开始,湖南湘江两岸广种芙蓉,秋风起处,细雨迷蒙,繁花似锦,绚丽缥缈,从此,湖南便有"芙蓉国"雅称。古人用木芙蓉鲜花捣汁为浆,染丝作帐,名为"芙蓉帐"。白居易《长恨歌》:"芙蓉帐暖度春宵",用芙蓉帐衬托杨贵妃的旖旎浪漫生活。

入药芙蓉有神功

木芙蓉为疡科要药，它的花（芙蓉花）、叶（芙蓉叶）、根或根皮（芙蓉根）均可入药，被历代疡科医生广泛应用，药效良好。《玉楸药解》载："木芙蓉，清利消散，善败肿毒，一切疮疡，大有捷效，涂饮俱善。"《本草纲目》论述："木芙蓉花并叶，气平而不寒不热，味微辛而性滑涎黏，其治痈肿之功，殊有神效。近时疡医秘其名为清凉膏、清露散、铁箍散，皆此物也。其方治一切痈疽发背，乳痈恶疮，不拘已成未成，已穿未穿，并用芙蓉叶，或根皮，或花，或生研，或干研末，以蜜调涂于肿处四围，中间留头，干则频换。初起者，即觉清凉，痛止肿消。已成者，即脓聚毒出。已穿者，即脓出易敛。或加生赤小豆末，尤妙。"

木莲清热似霜降

"木末芙蓉花，山中发红萼。涧户寂无人，纷纷开且落。"（王安石《辛夷坞》）芙蓉花性味辛、微苦、凉，归肺、心、肝经，具有清热解毒、凉血止血、消肿排脓的功效，用于肺热咳嗽、咯血、目赤肿痛、崩漏、白带、腹泻、腹痛、痈肿、疮疖、毒蛇咬伤、水火烫伤、跌打损伤的治疗。《滇南本草》载："（芙蓉花）止咳嗽，解诸毒疮。"《生草药性备要》载："（芙蓉花）消痈肿，散疮疡肿毒，理鱼口便毒，又治小儿惊风肚痛。"

芙蓉花属清热解毒类中药，对于一切疮痈肿毒、乳痈等症，初起外用，能消肿止痛，也可配伍牡丹皮煎水外洗；对于疮痈肿毒已成者，用芙蓉花内服，有排脓之功。

芙叶锁毒号铁箍

"素灵失律诈风流，强把芳菲半载偷。是叶葳蕤霜照夜，此花烂漫火烧秋。"（刘兼《木芙蓉》）芙蓉叶又名拒霜叶、芙蓉花叶、铁箍散，性味辛、苦、凉，归肺、肝经，具有清肺凉血、解毒消肿的功效，用于肺热咳嗽、目赤肿痛、痈疽肿毒、恶疮、缠身蛇丹、脓疱疮、肾盂肾炎、水火烫伤、毒蛇咬伤、跌打损伤的治疗。《本草纲目》载："（芙蓉叶）清肺凉血，散热解毒。治一切大小痈疽肿毒恶疮，消肿排脓止痛。"

芙蓉叶属清热解毒类中药，单用或组方使用，均有良好的排脓消肿功效。木芙蓉鲜叶捣烂外敷或干叶研末，称"玉露散"，用蜜水调涂于肿处，可治疗疔疮肿毒。《古今医统大全》之铁井栏由重阳前芙蓉叶、端午前苍耳制成，用于痈疽肿毒的治疗；《疡医大全》之吴氏铁箍散由芙蓉叶、五倍子、生大黄制成，可治疗阳疮肿疡、根脚散漫。

"移根若在秦宫里，多少佳人泣晓妆。"（黄滔《木芙蓉》）芙蓉根性味辛、微苦、凉，归心、肺、肝经，具有清热解毒、凉血消肿的功效。

"拒霜花已吐，吾宇不凄凉。天地虽肃杀，草木有芬芳。"（陈与义《拒霜》）晚秋之时，天地一片肃杀之气，木芙蓉迎霜开放，以艳丽姿态和良好药效，给人间带来阵阵暖意和芬芳。

万山红遍霜叶飞
诗词中的红叶及其药用价值

露迷衰草，疏星挂，凉蟾低下林表。

素娥青女斗婵娟，正倍添凄悄。

渐飒飒、丹枫撼晓，横天云浪鱼鳞小。

似故人相看，又透入、清辉半饷，特地留照。

迢递望极关山，波穿千里，度日如岁难到。

凤楼今夜听秋风，奈五更愁抱。

想玉匣、哀弦闭了，无心重理相思调。

见皓月、牵离恨，屏掩孤鸾，泪流多少。

这首《霜叶飞》是周邦彦的作品，描写露迷衰草、丹枫撼晓的秋夜景象，词牌《霜叶飞》因"清霜洞庭叶，故欲别时飞"而来。晚秋时节，昼夜温差变大，在清霜的作用下，一些树木的叶子变红，远看有"万山红遍，层林尽染"的豪壮，近观有"鸟栖红叶树，月照青苔地"的雅致，静听有"赤叶枫林百舌鸣，黄泥野岸天鸡舞"的悦耳，再想一想"红叶题诗、流水传情"的风流、"带霜烹紫蟹，煮酒烧红叶"的惬意、"一山枫叶背残阳"的绚丽，确有"秋日胜春朝"之感。

深秋红叶最关情

南方的红叶，当属枫叶最为有名，杜牧曾写下"远上寒山石径斜，白云生处有人家。停车坐爱枫林晚，霜叶红于二月花"的华美诗篇。北方的红叶，以黄栌树叶最为有名，杨朔在《香山红叶》中称之为"北京最浓最浓的秋色"，文中老向导所说的红树，便是黄栌树的别名。

诗词中的枫树，大多指的是金缕梅科枫香树属植物枫香树，又名枫木、枫树、香枫、枫宸、枫仔树、三角枫、鸡枫树、鸡爪枫、大叶枫等，《本草图经》载"枫有脂而香，今之枫香也"。诗词中的青枫和槭，多指槭树科槭树属植物鸡爪槭，又名小叶五角鸦枫、阿斗先、柳叶枫，其实它才是植物学分类上的枫树。两种枫树虽种属不同，但外形相似，在深秋时节树叶均变为红色，故唐代诗人萧颖士在《江有枫》诗中感叹："想彼槭矣，亦类其枫。矧伊怀人，而忘其东。"

枫香树、鸡爪槭、黄栌树均可入药，枫香树的树脂（枫香脂）、叶（枫香树叶）、树皮（枫香树皮）、根（枫香树根）、果实（路路通），鸡爪槭的枝叶（鸡爪槭），以及光叶黄栌和毛叶黄栌的根（黄栌根）、枝叶（黄栌枝叶）均可供药用。

活血止痛枫香脂

"枫香晚华静，锦水南山影。惊石坠猿哀，竹云愁半岭。凉月生秋浦，玉沙鳞鳞光。谁家红泪客，不忍过瞿塘。"（李贺《相和歌辞·蜀国弦》）枫香脂又名白胶香、枫脂、白胶、芸香、胶香，为金缕梅科植物枫香树的干燥树脂，其性味辛、苦、平，归脾、肺、肝经，具有祛风活血、解毒止痛、凉血止血、生肌的功效，用于痈疽、疮疹、跌仆损伤、骨折肿痛、瘰疬、齿痛、痹痛、瘫痪、吐血、衄血、咯血，外伤出血、皮肤皲裂的治疗。《新修本草》载："（枫香脂）主瘾疹风痒、浮肿、齿痛。"《本草纲目》载："（枫香脂）治一切痈疽疮疥，金疮，吐、衄、咯血，活血、生肌、止痛、解毒。烧过揩牙，永无牙疾。"《本草经疏》载："枫香脂，为活血凉血之药。凡热则生风，又血热则壅而发瘾疹，风火相搏则为浮肿，苦平能凉血热，兼辛又能散风，故主血热生风之证。风火既散，则肌肉和而浮肿自消。齿痛亦因风热上攻，风热既散，则痛自止矣。"

枫香脂属活血化瘀类中药，既能活血通络止痛，还可散瘀止血生肌。枫香脂配伍草乌、地龙、当归、乳香等药，可治疗风湿痹痛，如一粒金丹；与乳香等制成膏药外用，可治疗跌打损伤、瘀滞疼痛，如白胶香膏。枫香脂单用为散调服，可治疗吐血、咯血、衄血；配伍生地黄、玄参、赤芍等药，可治疗血热出血证。枫香脂配乳香、没药等为丸内服，可治疗痈疮溃烂，痛不可忍，如乳香丸；与草乌、地龙、木鳖子等配伍，可治疗瘰疬、痰核等证，如小金丹。枫香脂研末外敷，可治疗臁疮日久不愈。

祛风除湿路路通

"亭上芳樽惜别人，亭前斜日欲归轮。伤心定是丹枫树，拂面空来紫陌尘。"（蔡襄《城东水阁》）路路通又名枫实、枫果、枫木上球、枫香果、九空子等，性味苦、平，归十二经，具有祛风除湿、疏肝活络、利水的功效，用于风湿痹痛、肢体麻木、手足拘挛、脘腹疼痛、经闭、乳汁不通、水肿胀满、湿疹的治疗。路路通的名称，来源于它的归经和药性，《本草纲目拾遗》载"枫果，树似白杨，内圆如蜂窝，即路路通。其性大能通行十二经穴，故《救生苦海》治水肿胀用之，以其能搜逐伏水也""辟瘴却瘟，明目，除湿，舒筋络拘挛，周身痹痛，手脚及腰痛，焚之嗅其烟气皆愈"。相传明代戚继光率领的戚家军因长期在水湿沼泽之地抗击倭寇，患上关节肿痛之病，后听走方医之言，嗅路路通之烟气皆愈。现代研究证明，路路通具有保肝和抗炎作用。

路路通属祛风湿类中药，既能祛风湿，又能舒筋络、通经脉、散瘀止痛、利水消肿。路路通与伸筋草、络石藤、秦艽等配伍，可治疗风湿痹痛、麻木拘挛；与黄芪、川芎、红花等同用，可治疗气血瘀滞，脉络痹阻，中风后半身不遂。路路通配伍桃仁、红花、苏木等，可治疗跌打损伤、瘀肿疼痛。路路通与茯苓、猪苓、泽泻等同用，可治疗水肿胀满。路路通与当归、川芎、茺蔚子等配伍，可治疗气滞血瘀之经少不畅或经闭，小腹胀痛。路路通配伍穿山甲、王不留行、青皮等可治疗乳汁不通、乳房胀痛，或乳少之证。

红叶题诗沁药香

"江上霜枫叶叶红，不堪摇落又西风。只愁叠鼓催船去，千里相思月满空。"（蔡戡《送葛谦问》）枫香树叶性味辛、苦、平，归脾、肝经，具有行气止痛、祛风除湿、解毒、止血的功效，用于胃脘疼痛、伤暑腹痛、痢疾、泄泻、痈肿疮疡、湿疹、吐血、咳血、创伤出血的治疗。

"白云岩下古株枫，洞洞从根透顶空。认得自家真面目，逢春叶绿到秋红。"（钱时《古枫》）枫香树根性味辛、苦、平，归肺、大肠经，具有解毒消肿、祛风止痛的功效，用于痈疽疔疮、风湿痹痛、牙痛、湿热泄泻、痢疾、小儿消化不良的治疗。枫香树皮性味辛、微涩、平，归脾、肝经，具有除湿止泻、祛风止痒的功效，用于痢疾、泄泻、大风癞疾、痒疹的治疗。

"萧萧浅绛霜初醉，槭槭深红雨复然。染得千秋林一色，还家只当是春天。"（柳应芳《赋得千山红树送姚园客还闽》）鸡爪槭性味辛、微苦、平，具有行气止痛、解毒消痈的功效，可用于气滞腹痛、痈肿发背的治疗。

"山林朝市两茫然，红叶黄花自一川。野水趁人如有约，长松阅世不知年。千篇未暇偿诗债，一饭聊从结净缘。欲问安心心已了，手书谁识是生前。"（周昂《香山》）黄栌树为漆树科黄栌属植物，著名的北京香山红叶、济南红叶谷、山亭抱犊崮的红叶树就是该树种。黄栌根性味苦、辛、寒，归肝、肾经，具有清热利湿、活血散瘀、解毒的功效，用于黄疸、肝炎、跌打瘀痛、皮肤瘙痒、赤眼、丹毒、烫火伤、漆疮的治疗。黄栌枝叶性味苦、辛、寒，具有清热解毒、活血止痛的功效，用于黄疸型肝炎、丹毒、漆疮、水火烫伤、结膜炎、跌打损伤的治疗。

"乌白平生老染工，错将铁皂作猩红。小枫一夜偷天酒，却倩孤松掩醉容。"（杨万里《秋山》）秋色浓郁、红叶染霜，引得游人驻足观望。除枫香树、鸡爪槭、黄栌树外，深秋叶子变红的植物还有多种，如乌桕、黄连木、爬山虎等，它们也是可以入药的良材。

34 | 卖卜算命成往事
炮龟制蓍济民生

缺月挂疏桐,

漏断人初静。

谁见幽人独往来,

缥缈孤鸿影。

惊起却回头,

有恨无人省。

拣尽寒枝不肯栖,

寂寞沙洲冷。

　　"乌台诗案"后,苏轼被贬黄州,写下这首《卜算子》,表达其孤高自许、蔑视流俗的心境。词牌《卜算子》取义于卖卜算命之人,在苏轼的这首词中,"幽人"一词来源于《易经·履卦》"幽人贞吉"句,也有暗卜苍天,希望自己一洗霉运,前途光明的意思。

占卜算命伴随人类文明而生，在上古时代具有极为神圣的地位。《史记·龟策列传》专门记述卜筮活动，劈首便说："自古圣王将建国受命，兴动事业，何尝不宝卜筮以助善！"古人卜筮必用龟甲和蓍草。《礼记·曲礼上》载："龟为卜，策为筮。"《史记·龟策列传》载："王者决定诸疑，参以卜筮，断以蓍龟，不易之道也。"刘向曰："蓍之言耆，龟之言久。龟千岁而灵，蓍百年而神。以其长久，故能辨吉凶。"后世诗词中，常用蓍龟指代卜筮活动，如白居易《放言》"赠君一法决狐疑，不用钻龟与祝蓍"。崔涂《友人问卜见招》诗："何必问蓍龟，行藏自可期。"刘克庄《郑丞相生日口号》："不用占蓍更讯龟，功成尚有赤松期。"

然而，随着生产力的发展，医、史、舞蹈、音乐等相继从巫中分离出来，巫的光环日渐暗淡，卜筮活动逐渐沦为骗人钱财的勾当，蓍龟也成为骗人钱财的道具。故先秦名医扁鹊有"六不治"之说，其一便是"信巫不信医"。陈陶《将进酒》诗抱怨："周孔蓍龟久沦没，黄蒿谁认贤愚骨。"明代刘基更是借助秦代占卜名家司马季主之口，在《司马季主论卜》中说："夫蓍，枯草也；

龟，枯骨也，物也。人，灵于物者也，何不自听而听于物乎？"

其实蓍龟并非只是枯草和枯骨，它们还是救世济民的良药，龟的甲壳（龟甲）、肉（龟肉）、胆汁（龟胆汁）、甲壳所熬之胶（龟甲胶）和蓍草的全草（蓍草）、果实（蓍实）均可供药用。

龟甲滋阴补肝肾

"王府有宝龟，名存骨未朽。初为清江使，因落豫且手。白玉刻佩章，黄金铸印钮。辞聘彼庄生，曳涂诚自有。"（梅尧臣《龟》）龟外貌奇特，与中国传统的阴阳五行思想有相通之处，古人认为其具有掌握未来的神奇智慧。《礼记》载："龟兆吉凶，龙能变化。"《礼统》说："神龟之象，上圆法天，下方法地。背上有盘法丘山，云纹交错以成列宿。五光昭若黝锦，运转应小时。长尺二寸，明吉凶，不言而信者是也。"曹植在《神龟赋》中说："嗟神龟之奇物，体乾坤之自然。下夷方以则地，上规隆而法天。顺阴阳以呼吸，藏景曜于重泉。"

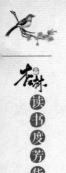

龟甲性味咸、甘、微寒，归肝、肾、心经，具有滋阴潜阳、益肾强骨、养血补心、固经止崩的功效，用于阴虚潮热、骨蒸盗汗、头晕目眩、虚风内动、手足蠕动、筋骨痿软、小儿囟门不合、惊悸失眠、心虚健忘、崩漏经多的治疗。

龟甲属补阴类中药，长于滋补肾阴，兼能滋养肝阴。龟甲与天冬、白芍、牡蛎等同用，可治疗阴虚阳亢头目眩晕之证，如镇肝息风汤；与熟地黄、知母、黄柏等同用，可治疗阴虚内热、骨蒸潮热、盗汗遗精，如大补阴丸；与阿胶、鳖甲、生地黄等同用，可治疗阴虚风动、神倦瘛疭，如大定风珠。龟甲既能滋肾养肝，又能健骨，与熟地黄、知母、黄柏、锁阳等同用可治疗肾虚之筋骨不健、腰膝酸软、步履乏力及小儿鸡胸、龟背、囟门不合诸症，如虎潜丸；与紫河车、鹿茸、山药、当归等同用，可治疗小儿脾肾不足、阴血亏虚及发育不良（如鸡胸、龟背等）。龟甲入于心肾，可养血补心、安神定志，与石菖蒲、远志、龙骨等同用，可治疗阴血不足、心肾失养之惊悸、失眠、健忘，如枕中丹。龟甲能固经止血，与生地黄、黄芩、地榆等同用，可治疗阴虚血热、冲任不固之崩漏、月经过多。

龟肉性味甘、咸、平，归肝、肾、大肠经，具有益阴补血的功效，可用于劳热骨蒸、久疟、血痢、肠风下血、筋骨疼痛、老人尿频尿急的治疗。龟血性味咸、寒，归肝、肾经，具有养血和络的功效，可用于闭经、跌打损伤、脱肛的治疗。龟甲胶性味咸、甘、凉，归肝、肾经，具有滋阴补血的功效，可用于阴虚血亏、劳热骨蒸、盗汗、心悸、肾虚腰痛、脚膝痿弱、吐血、衄血、崩漏、带下的治疗。龟胆汁性味苦、寒，归肝、胆经，具有明目消肿的功效，适量外用点眼，可治疗眼目肿痛。

龙骨平肝能安神

"中原文化殷创始，观此胜于读古书。一片甲骨惊世界，蕞尔一邑震寰宇。"（郭沫若《访安阳殷墟》）商代占卜用过的龟甲被埋入地下，出土之后变成了另一味中药——龙骨。1899年，当学者王懿荣服用龙骨治疗疾病时，偶然发现了上面的卜辞和刻辞，甲骨文就此发现，3000年前的占卜活动再次呈现在世人面前。

龙骨性味涩、甘、平，归心、肝、肾、大肠经，具有镇心安神、平肝潜阳、固涩收敛的功效，用于心悸怔忡、失眠健忘、惊痫癫狂、头晕目眩、自汗盗汗、遗精遗尿、崩漏带下、久泻久痢、溃疡久不收口及湿疮的治疗。《神农本草经》将龙骨列为上品，载其"主心腹鬼疰，精物老魅，咳逆，泄痢脓血，女子漏下，癥瘕坚结，小儿热气惊痫"。《本草纲目》载："（龙骨）益肾镇惊，止阴疟，收湿气，脱肛，生肌敛疮。"《医学衷中参西录》载："其性尤善利痰，治肺中痰饮咳嗽，咳逆上气。"《本草经读》论述说："惊痫颠痉，皆肝气上逆，挟痰而归逆入心，龙骨能敛火安神，逐痰降逆，故为惊痫颠痉之圣药。痰，水也，随火而生，龙骨能引逆上之火、泛滥之水，而归其宅，若与牡蛎同用，为治痰之神品。今人只知其涩以止脱，何其浅也。"现代研究证明，龙骨具有增强免疫功能、促进损伤组织修复、镇静等药理作用。

龙骨属安神类中药，是重镇安神的常用药。龙骨入心、肝经，能镇静安神，与菖蒲、远志等同用，或配伍酸枣仁、柏子仁、朱砂、琥珀等，可治疗心神不宁、心悸失眠、健忘多梦等证；与牛黄、胆南星、羚羊角、钩藤等配伍，可治疗痰热内盛、惊痫抽搐、癫狂发作。龙骨有较强的平肝潜阳作用，与代赭石、生牡蛎、生白芍等同用，可治疗肝阴不足，肝阳上亢所致的头晕目眩、烦躁易怒等证，如镇肝息风汤。龙骨味涩，善能收敛固涩，与芡实、沙苑子、牡蛎等配伍，可治疗肾虚遗精、滑精，如金锁固精丸；与桑螵蛸、龟甲、茯神等配伍，可治疗心肾两虚、小便频数、遗尿，如桑螵蛸散；与黄芪、海螵蛸、五倍子等配伍，可治疗气虚不摄、冲任不固之崩漏，如固冲汤；与牡蛎、浮小麦、五味子、生地黄、黄芪等同用，可治疗表虚自汗、阴虚盗汗；与牡蛎、人参、附子同用，可治疗大汗不止、脉微欲绝的亡阳证。龙骨外用能收湿、敛疮、生肌，配伍牡蛎研粉外敷，可治疗湿疮流水、阴汗瘙痒；与枯矾研末外敷，可治疗疮疡溃久不敛。

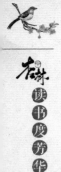
蓍草活血能止痛

"苞蓍占卜吉祥呈，一本芃芃五十茎。八卦五行形象合，钟灵毓秀不虚生。"（孔府林庙通纪诗《蓍草》）相传伏羲氏揲蓍画卦，开启易学文化，同时也奠定了中医理论体系的哲学基础。《周易·系辞上》载："蓍之德，圆而神。"古人认为蓍千岁生三百茎，有圆而神的美德，因此把它作为占卜活动的理想工具。《周易系辞》记载了具体的蓍草占卜法："大衍之数五十，其用四十有九。分而为二以象两，挂一以象三，揲之以四以象四时，归奇于扐以象闰，五岁再闰，故再扐而后挂。"

蓍草又名一支蒿、蜈蚣草、飞天蜈蚣、锯草等，性味辛、苦、微温，有毒，归肺、脾、膀胱经，具有祛风止痛、活血、解毒的功效，用于感冒发热、头风痛、牙痛、风湿痹痛、血瘀经闭、腹部痞块、跌打损伤、毒蛇咬伤、痈肿疮毒的治疗。《分类草药性》载："（蓍草）治一切热毒，涂疮生肌。"《贵阳民间草药》载："（蓍草）活血、祛风、定痛。治跌打损伤，毒蛇咬伤。"蓍草捣绒绞汁，滴耳心，可治疗年久头风痛；蓍草捣绒，揉擦两太阳穴，可治疗风火牙痛。

蓍实性味酸、苦、平，具有益气、明目的功效，用于气虚体弱、视物昏花的治疗。《神农本草经》将蓍实列为上品，称其"主益气，充肌肤，明目、聪慧、先知。久服，不饥、不老、轻身"。

"南海神龟三千岁，兆协朋从生庆喜。智能周物不周身，未免人钻七十二。"（苏轼《葛延之赠龟冠》）苏轼一生坎坷，对于占卜似乎也不大相信，故有调侃龟蓍之辞，然而将龟蓍炮制入药，却是济世救民的良材。

35 | 茱萸三枝庆重阳
诗词中的三种茱萸及其药用价值

近重阳、偏多风雨，绝怜此日暄明。

问秋香浓未，待携客、出西城。

正自羁怀多感，怕荒台高处，更不胜情。

向尊前又忆，漉酒插花人，只座上、已无老兵。

凄清，浅醉还醒，愁不肯、与诗平。

记长楸走马，雕工榨柳，前事休评。

紫萸一枝传赐，梦谁到、汉家陵。

尽乌纱，便随风去，要天知道，

华发如此星星，歌罢涕零。

这首《紫萸香慢》为南宋词人姚云文的作品，通过回忆南宋在重阳节传赐茱萸这一盛事，今昔对比，抒发作者的怀念故国之情。词牌《紫萸香慢》由词中"紫萸一枝传赐"而来。重阳节将茱萸赏赐朝臣的习俗由来已久，如杜甫《九月五日》"茱萸赐朝士，难得一枝来"，写的是唐代皇帝将茱萸赏赐朝臣的习俗。

除佩戴茱萸香囊外，古代重阳节插茱萸的方式也不一而足。戴叔伦《登高回乘月寻僧》诗"插鬓茱萸来未尽，共随明月下沙堆"，是说把茱萸插到头上；陆景初《奉和九日幸临渭亭登高应制得臣字》诗"菊花浮枢邑，萸房插缙绅"，是说把茱萸插在朝服的大带子上；杜甫《九日曲江》诗"缀席茱萸好，浮舟菡萏衰"，是说将茱萸插到房间里的席上；李乂《奉和九日侍宴应制得浓字》"捧箧萸香遍，称觞菊气浓"，则是将茱萸插在箱柜之上。

插茱萸具有辟恶御寒的养生功效，《风土记》说"九月九日折茱萸以插头上，辟除恶气而御初寒"。诗歌也有类似记载，如崔善《九月九日》"菊花催晚气，萸房辟早寒"。郭震《秋歌》:"辟恶茱萸囊,延年菊花酒。"然而,由于地域辽阔,古人重阳节所插的茱萸并不相同,但都是治病疗疾的良药。

补肝益肾山茱萸

"独在异乡为异客,每逢佳节倍思亲。遥知兄弟登高处,遍插茱萸少一人。"(王维《九月九日忆山东兄弟》)该诗中的茱萸是山茱萸。因为山茱萸主要分布于山西、陕西、河南等地,王维是河东蒲州(今山西运城)人,所以王维家乡兄弟所插的是就地取材的山茱萸。

山茱萸以成熟果肉入药,又名蜀枣、鼠矢、鸡足、山萸肉等。山茱萸性味酸、微温,归肝、肾经,具有补益肝肾、收敛固脱的功效,用于头晕目眩、耳聋耳鸣、腰膝酸软、遗精滑精、小便频数、虚汗不止、妇女崩漏的治疗。《神农本草经》将山茱萸列为中品,称其"主心下邪气,寒热,温中,逐寒湿痹,去三虫,久服轻身"。《药品化义》载:"山茱萸,滋阴益血,主治目昏耳鸣，口苦舌干，面青色脱，汗出振寒，为补肝助胆良品。"《医学衷中参西录》载："山茱萸，大能收敛元气，振作精神，固涩滑脱。"

山茱萸属收涩药，为平补阴阳之要药，与熟地黄、山药等配伍可治疗肝肾阴虚所致头晕目眩、腰酸耳鸣，如六味地黄丸；与肉桂、附子等配伍可治疗命门火衰所致腰膝冷痛、小便不利，如肾气丸；与鹿茸、补骨脂、巴戟天、淫羊藿等配伍可治疗肾阳虚阳痿。山茱萸又为固精止遗之要药，与熟地黄、山药等同用可治疗肾虚精关不固之遗精、滑精，如六味地黄丸、肾气丸；与覆盆子、金樱子、沙苑子、桑螵蛸等药同用可治疗肾虚膀胱失约之遗尿、尿频。山茱萸能补肝肾、固冲任以止血，与熟地黄、白芍、当归等同用可治疗妇女肝肾亏损、冲任不固所致之崩漏及月经过多，如加味四物汤；与龙骨、黄芪、白术、五味子等同用可治疗脾气虚弱、冲任不固所致漏下不止，如固冲汤。山茱萸还是防止元气虚脱之要药，与人参、附子、龙骨等同用，可治疗大汗欲脱或久病虚脱，如来复汤。

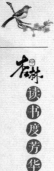
温中散寒吴茱萸

"尘世难逢一笑，况有紫萸黄菊，堪插满头归。"（朱熹《水调歌头》）插在朱熹头上的紫萸，和姚文云"紫萸一枝传赐"中的紫萸是同一物种——吴茱萸。吴茱萸为芸香科吴茱萸属植物，主要分布于秦岭以南地区，入药以"吴地"为佳，故称吴茱萸。吴茱萸的未成熟果实（吴茱萸）、根（吴茱萸根）、叶（吴茱萸叶）均可入药。

吴茱萸性热，味辛、苦，有小毒，归肝、脾、胃经，具有温中散寒、解郁燥湿的功效，用于脘腹冷痛、厥阴头痛、疝痛、痛经、脚气肿痛、呕吐吞酸、寒湿泄泻的治疗。《神农本草经》将吴茱萸列为中品，称其"主温中下气，止痛，咳逆寒热，除湿血痹，逐风邪，开腠理"。《本草纲目》载："茱萸辛热，能散能温，苦热，能燥能坚，故其所治之证，皆取其散寒温中，燥湿解郁之功而已。"《本草便读》载："吴茱萸，辛苦而温，芳香而燥，本为肝之主药，而兼入脾胃者，以脾喜香燥，胃喜降下也。"现代研究证明，吴茱萸具有促进胃溃疡愈合、双向调节胃肠运动、保肝利胆、镇痛、抗惊厥、降血压、抗血栓、兴奋子宫、收缩支气管、抗癌等药理作用。

吴茱萸属温里药，为治肝寒气滞诸痛之主药，与生姜、人参等同用可治疗厥阴头痛、干呕吐涎沫、苔白脉迟等，如吴茱萸汤；与小茴香、川楝子、木香等配伍可治疗寒疝腹痛，如导气汤；与桂枝、当归、川芎等同用，可治冲任虚寒、瘀血阻滞之痛经，如温经汤；与木瓜、紫苏叶、槟榔等配伍可治疗寒湿脚气肿痛或上冲入腹，如鸡鸣散。吴茱萸又为治疗胃寒呕吐之常药，与干姜、甘草同用可治疗霍乱心腹痛、呕吐不止，如吴茱萸汤；与半夏、生姜等同用可治外寒内侵、胃失和降之呕吐；和黄连配伍可治肝郁化火、肝胃不和之胁痛口苦、呕吐吞酸，如左金丸。吴茱萸还是治疗脾肾阳虚、五更泄泻之常用药，多与补骨脂、肉豆蔻、五味子等同用，如四神丸。

吴茱萸叶性味辛、苦、热，归肝、胃经，具有散寒、止痛、敛疮的功效，用于霍乱转筋、心腹冷痛、头

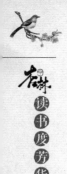

痛、疮疡肿毒的治疗。吴茱萸根性热，味辛、苦，归脾、胃、肾经，具有温中行气、杀虫功效，用于脘腹冷痛、泄泻、痢疾、风寒头痛、经闭腹痛、寒湿腰痛、疝气、蛲虫病的治疗。

食药两用食茱萸

"椒专佞以慢慆兮，樧又欲充夫佩帷。"（屈原《离骚》）诗中的"椒"指的是花椒，"樧"便是食茱萸，食茱萸是芸香科花椒属植物樗叶花椒的成熟果实。花椒和食茱萸是同属植物，屈原将二者并举，是因其除外形相似外，功用也颇为相似：它们都是常用的辛香调料，都可药用，并且药效相近。诗中屈原将其比作奸佞小人，或许是他不喜欢辛辣味道的食物吧！但唐代东川诗人李颀和屈原的观点不同，他在《九月九日刘十八东堂集》说"菊花辟恶酒，汤饼茱萸香"。李颀对以食茱萸为佐料制作的汤饼很是赞赏。在辣椒传入中国前，食茱萸是重要的调味品，和花椒、姜并称"三香"，是川菜辣味香料的主要来源。

食茱萸又名樗叶花椒果，性味辛、苦、温，具有温中燥湿、健脾杀虫的功效，用于腹脘冷痛、食少、泄泻、久痢、虫积的治疗。《天目山药用植物志》载："（食茱萸）芳香健胃，祛风，治中暑脘腹冷痛吐泻。驱蛔虫。"《食物中药与便方》载："（食茱萸）温中、燥湿、暖胃、健脾。"

食茱萸的树皮（浙桐皮）、叶（樗叶花椒叶）、根（樗叶花椒根）也可入药。浙桐皮性平，味辛、微苦，归肝、脾经，具有祛风除湿、通络止痛、利小便的功效，用于风寒湿痹、腰膝疼痛、跌打损伤、腹痛腹泻、小便不利、齿痛、湿疹、疥癣的治疗。樗叶花椒叶性味苦、辛、平，煎水外洗或研粉撒，可治疗毒蛇咬伤、外伤出血。樗叶花椒根性味苦、辛、平，有小毒，具有祛风除湿、活血散瘀、利水消肿的功效，用于风湿痹痛、腹痛腹泻、小便不利、外伤出血、跌打损伤、毒蛇咬伤的治疗。

"茱萸插鬓花宜寿，翡翠横钗舞作愁。"（王昌龄《九日登高》）重阳佳节，佩戴茱萸，既是千年风俗的传承，也是古人对健康美好生活的向往。

36 │ 中秋桂影几多香

吹箫人去。

但桂影徘徊，荒杯承露。

东望鞭芙缥缈，寒光如注。

去年夜半横江梦，倚危樯、参差曾赋。

茫茫角动，回舟尽兴，未惊鸥鹭。

情知道、明年何处。

漫待客黄楼，尘波前度。

二十四桥，颇有杜书记否。

二三子者今如此，看使君、角巾东路。

人间俯仰，悲欢何限，团圆如故。

这首《桂枝香》描写了南宋词人刘辰翁中秋佳节对亲人的思念，抒发渴望团圆的心情。人间桂花飘香、天上桂影徘徊，中秋时节，难免会产生对"桂"的无限遐思，也因此产生了无数动人的诗篇。

不同时期、不同地点，诗人笔下的"桂"并非同一种植物，但它们都有药用价值。

木樨开花广寒香

"但桂影徘徊，荒杯承露。"（南宋词人刘辰翁《桂枝香·吹箫人去》）古代诗词中和月亮相关的"桂"多指的是木樨。桂花原名木樨，又名九里香、岩桂，每年中秋节前后开花。木樨，性味辛、温，归肺、脾、肾经，具有温肺化饮、散寒止痛的功效，用于痰饮咳喘、脘腹冷痛、肠风血痢、经闭痛经、寒疝腹痛、牙痛、口臭等的治疗。《食鉴本草》载："（桂花）益阳消阴，平肝补肾。"《本草汇言》载："（桂花）散冷气，消瘀血，止肠风血痢。凡患阴寒冷气，瘕疝奔豚，腹内一切冷病，蒸热布裹熨之。"木樨的花经蒸馏所得液体名为桂花露，性味微辛、微苦、温，具有疏肝理气、醒脾辟秽、明目、润喉的功效，用于肝气郁结、胸胁不舒、龈肿牙痛、咽干口燥、口臭的治疗。

木樨的枝叶（桂花枝）、果实（桂花子）、根或根皮（桂花根）也可入药。桂花枝性味辛、微甘、温，具有发表散寒、祛风止痒的功效，用于治疗风寒感冒、皮肤瘙痒、漆疮等；桂花子性味甘、辛、温，归肝、胃经，具有温中、行气、止痛的功效，用于胃寒疼痛、肝胃气痛的治疗；桂花根性味辛、甘、温，具有祛风除湿、散寒止痛的功效，用于风湿痹痛、肢体麻木、胃脘冷痛、肾虚牙痛的治疗。

肉桂号为百药长

"桂栋兮兰橑，辛夷楣兮药房。"（屈原《九歌·湘夫人》）"桂"是屈原心中的嘉树，在他的诗歌世界里，筑的是桂栋、住的是桂室、乘的是桂舟、划的是桂棹、挂的是桂旗、饮的是桂酒，可见屈原对桂的钟情。但此桂非彼桂，屈原诗中的桂是樟科樟属植物肉桂，又名桂木、梫、木桂、桂桐、糠桂。许慎《说文解字》对桂的解释是"江南木，百药之长"。段玉裁注曰："菌桂味辛温，主百病，养精神，和颜色，为诸药先聘通使，故许云百药之长。"《名医别录》说："单名桂者，恐或是牡桂。"菌桂和牡桂均是中药肉桂的别名，魏晋之前诗歌中的桂，多指肉桂，如《淮南·招隐士》"桂树丛生兮山之幽"。

许慎将肉桂称为百药之长，是有深刻历史渊源的。发明汤液的伊尹曾说过"和之美者，阳朴之姜，招摇之桂"，《礼·檀弓》载"草木之滋，姜桂之谓也"。《神农本草经》将肉桂列为上品，称"牡桂，味辛温，主上气咳逆结气，喉痹吐吸，利关节，补中益气。久服通神，轻身不老"。肉桂药用价值广泛，它的干皮和枝皮（肉桂）、幼嫩果实（桂丁）、嫩枝（桂枝）、叶（肉桂叶）、树皮及枝叶经蒸馏得到的芳香油（肉桂油）均可入药。

中秋时节，正是采收肉桂的时候。肉桂属温里药，又名菌桂、牡桂、桂、大桂、筒桂、辣桂、玉桂。肉桂性味辛、甘、热，归肾、脾、心、肝经，具有补火助阳、引火归原、散寒止痛、温经通脉的功效，可治疗肾阳不足之畏寒肢冷，腰膝酸软，阳

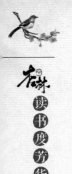

痿遗精，小便不利或频数，短气喘促，浮肿尿少诸证；命门火衰，火不归原，戴阳、格阳，以及上热下寒，面赤足冷，头晕耳鸣，口舌糜破；脾肾虚寒，脘腹冷痛，食减便溏；肾虚腰痛；寒湿痹痛；寒疝疼痛；宫冷不孕，痛经经闭，产后瘀滞腹痛；阴疽流注，或虚寒痈疡脓成不溃，或溃后不敛。

桂枝为解表药，性味辛、甘、温，归肺、心、膀胱经，具有散寒解表、温经、通阳的功效，用于风寒表证、寒湿痹痛、四肢厥冷、经闭痛经、癥瘕结块、胸痹、心悸、痰饮、小便不利的治疗。桂枝汤由桂枝、芍药、甘草、大枣、生姜五味药材组成。《伤寒杂病论》共有112方，其中以桂枝汤加减化裁者就达19方，是全书应用最广泛，使用次数最多，衍生方剂最多的一个汤剂，被称为"仲景诸方之宗，群方之魁""乃滋阴和阳，调和营卫，解肌发汗之总方也"。

桂丁性味辛、甘、温，归脾、胃、肺经，具有温中散寒、止痛、止呃的功效，用于心胸疼痛、胃腹冷痛、恶心、嗳气、呃逆、呕吐、肺寒咳喘的治疗；肉桂叶性味辛、温，具有温中散寒、解表发汗的功效，用于外感风寒、头痛恶寒、咳嗽、胃寒胸闷、脘痛呕吐、腹痛泄泻、冻疮的治疗；肉桂油具有健胃祛风的功效，用于风湿、皮肤瘙痒、疟疾的治疗。

亦诗亦药桂树芳

天竺桂 "江南忆，最忆是杭州；山寺月中寻桂子，郡亭枕上看潮头。何日更重游。"（白居易《忆江南》）该词中所说的"桂子"，即是天竺桂的果实桂子。《本草图经》载："天竺桂，生西胡。功用似桂，不过烈"，中秋时节正好也是桂子成熟的时候。桂子性味辛、甘、温，归胃经，具有温中和胃的功效，用于胃脘寒痛，哕逆的治疗。《药性考》载："（桂子）温中，暖胃，平肝，益肾，散寒，止哕。"现代研究证明，桂子具有良好的抗胃溃疡作用，而秋冬季节正好是胃溃疡的高发期，白居易很可能是采摘桂子用于预防胃部疾病，如果单单是观赏桂花，何必用一"寻"字。

天竺桂又名山桂、月桂，也是樟科樟属植物，和

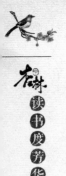

肉桂是近亲，它的树皮也可入药，名为桂皮。桂皮性味辛、甘、温，归脾、胃、肝、肾经，具有温中散寒、理气止痛的功效，用于脘腹冷痛、呕吐泄泻、腰膝酸冷、寒疝腹痛、寒湿痹痛、瘀滞痛经、血痢、肠风、跌打肿痛的治疗。

山矾 "人闲桂花落，夜静春山空。月出惊山鸟，时鸣春涧中。"（王维《鸟鸣涧》）有学者认为，该诗中春天飘落的桂花，实际是在 2～3 月开花的山矾。山矾又名春桂、山桂花、郑花等，为山矾科山矾属植物，它的叶、花、根均可入药。山矾叶性味酸、涩、微甘、平，归肺、胃经，具有清热解毒、收敛止血的功效，用于久痢、风火赤眼、扁桃体炎、中耳炎、咳血、便血、鹅口疮的治疗；山矾花性味苦、辛、平，归肺经，具有化痰解郁、生津止渴的功效，用于咳嗽胸闷、小儿消渴的治疗；山矾根性味苦、辛、平，归肝、胃经，具有清热利湿、凉血止血、祛风止痛的功效，用于黄疸、泄泻、痢疾、血崩、风火牙痛、头痛、风湿痹痛的治疗。

月桂 "光荣的桂冠，从来都是用荆棘编成的。"（艾青）希腊神话传说，阿波罗追求达佛涅，即将追上时，她变成了一棵月桂树。阿波罗随即把月桂作为他的标志，并决定把月桂枝条或桂冠作为给诗人及优胜者的荣誉奖赏，"桂冠诗人"的典故因此而来。月桂是樟科月桂属植物，它的果实（月桂子）和叶（月桂叶）均可入药。月桂子性味辛、温，归肺经，具有祛风湿、解毒、杀虫的功效，用于风湿痹痛、河豚中毒、疥癣、耳后疮的治疗；月桂叶性味辛、微温，具有健胃理气的功效，用于脘胀腹痛、跌仆损伤、疥癣的治疗。

"雾密前山桂，冰枯曲沼蕹。"（柳宗元《感怀》）古诗词中的桂在诗人的描述下形态各异、扑朔迷离，但从中医药的角度欣赏，则另有"澄江一道月分明"的感受。

37 │ 瑞鹤仙草延遐龄
仙鹤草的诗意传说和神奇药效

念沈沈、小阁幽窗，有时梦去。

纵收香藏镜，他年重到，人面桃花在否。

无聊倦旅。伤离恨，最愁苦。

无语。邮亭深静，下马还寻，旧曾题处。

到而今，唯有溪边流水，见人如故。

来时旧路。尚岩花、娇黄半吐。

斜阳挂深树。映浓愁浅黛，遥山眉妩。

郊原初过雨。见败叶零乱，风定犹舞。

这首《瑞鹤仙》是袁去华的作品，通过对秋日雨后旅途景物的

描写，抒发旅愁离恨之意。相传周灵王太子王子乔被道士浮丘公接

上嵩山学道，后乘鹤仙去。唐苏颋《龙池乐章》有"恩鱼不似昆明钓，瑞鹤长如太液仙"句，《瑞鹤仙》词牌名称由此而来。在中国传统文化中，鹤是健康长寿的象征，人们常将仙鹤和苍翠挺拔的古松放在一起寓意健康长寿，谓之"松鹤延年""松龄鹤寿"；人们还常将仙鹤和象征长寿的神龟放在一起，谓之"龟鹤遐龄""龟龄鹤算"。有一种草药，能使人们像仙鹤一般健康长寿，它就是"仙鹤草"。

黄鹤楼的传说和仙鹤草的止血功效

"昔人已乘黄鹤去，此地空余黄鹤楼。黄鹤一去不复返，白云千载空悠悠。晴川历历汉阳树，芳草萋萋鹦鹉洲。日暮乡关何处是？烟波江上使人愁。"（崔颢《黄鹤楼》）相传，仙人王子乔（安）驾黄鹤过黄鹤山，于是有了"昔人已乘黄鹤去"这句诗。其实，这里面还有一个更加美丽的传说：古时候，在鹦鹉洲内住着一位老人。他一边行医，一边修仙，很受乡亲们的尊重。一日，一只受伤的黄鹤落在老人门前，老人采来一把草药，将拧出的草药汁滴于黄鹤的伤口处，很快就止住了血。在老人的照料下，黄鹤很快康复。一日，老人乘黄鹤仙去，乡亲们这才知道老人已经成仙。后来，人们便把老人住过的楼称为黄鹤楼，把老人给黄鹤治病的草药称为仙鹤草。

仙鹤草为蔷薇科龙芽草属植物龙芽草的地上部分，性味苦、涩、平，归肺、肝、脾经，具有收敛止血、消积止痢、解毒消肿的功效，用于咯血、吐血、衄血、尿血、便血、崩漏及外伤出血、腹泻、痢疾、脱力劳伤、疟疾、疔疮痈肿、滴虫性阴道炎的治疗。《生草药性备要》载："（仙鹤草）理跌打伤，止血，散疮毒。"《百草镜》载："（仙鹤草治）跌仆吐血，血崩，痢，肠风下血。"现代研究证明，仙鹤草含仙鹤草素、鞣质及少量维生素 K，具有良好的止血作用，《现代实用中药》将其列为强性收敛止血剂，用于肺病咯血、肠出血、胃溃疡出血、子宫出血、齿科出血、痔血等。

"仙人去后诗人去，但见长江日夜流。江上白云应万变，楼前黄鹤自千秋。沧桑易使乾坤老，风月难消今古愁。唯有多情是春草，年年新绿满芳洲。"（张维屏《黄鹤楼》）美丽的传说后面，是仙鹤草神奇的疗效。风云变幻，世事沧桑，唯有多情的仙鹤草，年年将绿意和健康带到人间。

乾隆私访的传说和仙鹤草的扶正补虚功效

"风流偶傥乾隆皇，江南私访巧遇方。不是灵芝胜仙草，延年增岁龟鹤长。"据说乾隆皇帝来到风景如画的浙江海宁，看见一家"长春药堂"，其中人员皆为耄耋老人，于是询问高寿秘诀。一老人赠言："草名仙鹤，气血双补，若想延寿限，共与红枣煮。"乾隆如获至宝，回到京城后，急命太医院广采仙鹤草，并如法常食，精神体质大为好转，并成为历史上最长寿之君王。

仙鹤草又名脱力草。原来，"脱力"是指人精神不振、四肢无力、疲劳怠惰或重劳动之后的困乏等。仙鹤草能强壮扶正补虚，对脱力劳伤、神疲乏力、面色萎黄、气虚自汗、心悸怔忡等证有良好的疗效，故名脱力草。江浙一带，民间常取仙鹤草合红枣煮食，以调补气血，治疗脱力劳伤。

平凡草药有多种非凡药效

"谁人识得石打穿，绿叶深纹锯齿边。阔不盈寸长更倍，圆茎枝抱起相连。秋发黄花细瓣五，结实扁小针刺攒。宿根生本三尺许，子发春苗随弟肩。大叶中间夹小叶，层层对比相新鲜。味苦辛平入肺脏，穿肠穿胃能攻坚。采撷茎叶捣汁用，蔗浆白酒佐使全。噎膈饮之痰立化，津咽平复功最先。"这首药性诗出自《药镜·拾遗赋》，描述了石打穿（仙鹤草别名）的形态和主要功效。在我国南北各地的山坡林下、路旁、沟边均可见到仙鹤草，它的表面有一层白色柔毛，叶片翠绿呈椭圆形，长得和薄荷很像。每年 5～8 月，穗状的花序逐渐开放，金黄色的花瓣、丝状花柱精致惹眼，故有"尚岩花、娇黄半吐"之说。

仙鹤草最早见于《神农本草经》，因"根黑若兽之牙"，故名"狼牙"，主治"邪气、热气、疥瘙、恶疡、疮痔、去白虫"。仙鹤草还可治疗感冒、痢疾、腹泻、黄疸型肝炎、小儿疳积、疟疾、乳痈、乳糜尿、跌打内伤、滴虫性阴道炎、梅尼埃病、糖尿病、口腔溃疡、嗜盐菌感染性食物中毒、克山病引起的完全性房室传导阻滞、钩端螺旋体病等疾病，《百草镜》有"下气活血，理百病"的说法。

仙鹤草还具有抗肿瘤的作用，尤其对消化道肿瘤细胞有较强的抑制作用，且能增强机体的免疫力，不损害正常细胞。

值得注意的是，外感初起、泄泻发热患者不宜用仙鹤草；个别人服用仙鹤草后可产生胃肠道反应、视神经炎和过敏性休克等症状，应及时抢救和治疗。

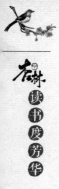

38 │ 思远人兮脾胃伤

红叶黄花秋意晚，

千里念行客。

飞云过尽，归鸿无信，

何处寄书得？

泪弹不尽临窗滴，

就砚旋研墨。

渐写到别来，此情深处，

红笺为无色。

　　这首《思远人》为北宋著名词人晏几道的作品，描写闺中相思之苦，用语本色，感情真挚，为人称道，词牌《思远人》因词中"千里念行客"而得名。后人评这首词为"痴人痴事"，相思情苦，以泪洗面，还算常事；以泪研墨，却是痴态；以泪和墨、润笔作书，更属痴绝，但正是通过"痴人痴事"，将相思之苦表达得淋漓尽致。

相思过度能伤脾

　　相思是人类最普遍的情感之一，也是历代诗家文人付诸歌咏的最佳题材之一。岳飞"昨夜寒蛩不住鸣。惊回千里梦，已三更。起来独自绕阶行"写的是精忠报国的忧思；贾岛"两句三年得，一吟双泪流"写的是字斟句酌的冥思；白居易"汴水流，泗水流，流到瓜州古渡头。吴山点点愁"写的是哀怨忧伤的愁思；李白"床前明月光，疑是地上霜。举头望明月，低头思故乡"写的是游子的乡思；王维"红豆生南国，春来发几枝。愿君多采撷，此物最相思"既可理解为男女之思，也可理解为朋友之思。相思虽美，但相思过度却也是致病之由。

思伤脾胃少饮食

　　《素问·阴阳应象大论》说："人有五脏化五气，以生喜怒悲忧恐"，脾"在志为思"，因此"思伤脾"。思有思虑、思考的意思，正常情况下并不影响人体正常生理活动，思虑劳神过度则气乱，可导致气结于中，脾气郁结，气机郁结阻滞，脾的运化功能受损，运化无力，胃的受纳腐熟失职，便会出现胃纳呆滞、脘腹痞塞、便溏泄泻等症状。《三国演义》中有两个"思伤脾"的小故事。

第一个故事是刘备猇亭战败后，日夜思念关、张二弟，脘腹痞塞、茶饭不思，进而出现便溏泄泻症状，悒悒而终。刘备在给刘禅的遗诏中说："朕初得疾，但下痢耳；后转生杂病，殆不自济"也印证了这一点。

第二个故事是诸葛亮六出祁山，兵屯五丈原，想尽办法找曹魏主力决战，但司马懿一个"拖"字诀，坚决按兵不动。诸葛亮因此思虑过甚，脾气郁结，运化无力，出现食欲不振、胃纳呆滞症状，即"丞相夙兴夜寐，罚二十以上皆亲览焉。所啖之食，日不过数升"。司马懿听到之后，便知道了诸葛亮的病症所在，说："孔明食少事烦，其能久乎？"史书说诸葛亮"长于巧思"，但也正是思虑过度损伤了他的身体，致使"出师未捷身先死"，令后人扼腕叹息。

思伤脾胃扰心神

"脾胃为后天之本，气血生化之源"，思虑过度，气结于中，脾不升清，则水谷不能运化，气血生化无源，伤及心血，神失所养，便会出现心神不宁、睡眠不好、脾气大、多梦、心悸、心慌、无力、头晕等症状。

"山一程，水一程，身向榆关那畔行，夜深千帐灯。风一更，雪一更，聒碎乡心梦不成，故园无此声。"纳兰性德这首《长相思》抒发了情思深苦的乡思、侍卫皇帝的忧思，同时，也为我们描述出思虑过度，伤及心血的典型症状：心神不宁、睡眠不好。这时的纳兰性德，还被另一种"思"深深折磨：对已故原配夫人卢氏的深深思念。两年后，纳兰性德写了一首《夜合花》，寄托对卢氏的刻骨思念，不久便在绵绵不尽的思念中溘然而逝，去世当日正好是卢氏的八周年忌日。

脾伤生痰迷心窍

　　脾能"运化水湿"，思伤脾，累及脾的运化水液功能，便能进而聚湿生痰而生他病。《红楼梦》中描写了一个"思伤脾"聚湿生痰而生他病的典型案例。贾瑞自从见到了王熙凤，心中便充满了对她的淫思邪欲。在第十二回"王熙凤毒设相思局"中，贾瑞两次暗约王熙凤幽会，结果两次被王熙凤戏弄，不但没有见到王熙凤，还受了风寒，被浇了一头屎尿。在内因（淫思邪欲）和外因（风、寒）的作用下，贾瑞一病不起。"因此三五下里夹攻，不觉就得了一病：心内发膨胀，口内无滋味，脚下如绵，眼中似醋，黑夜作烧，白日常倦，下溺遗精，嗽痰带血，诸如此症，不上一年都添全了。于是不能支持，一头躺倒，合上眼还只梦魂颠倒，满口胡话，惊怖异常。"其中不但有思伤脾胃，伤及心血的症状，而且还有聚湿生痰、痰阻于心、痰迷心窍、痰火扰心等症状。

　　医生似乎没有看透贾瑞的病因，结果"百般请医疗治，诸如肉桂、附子、鳖甲、麦冬、玉竹等药吃了有几十斤下去，也不见个动静"。这时，跛足道人上场了。跛足道人给了贾瑞一个风月宝鉴，并告诉他只能照反面。反面是一个骷髅，实际是告诉贾瑞淫思邪欲可害人性命，希望他看到问题的本质。但贾瑞偏要看正面，正面是王熙凤，结果贾瑞淫思邪欲更炽，最终在性交迷幻中遗精脱阳而死。

食疗健脾怒胜思

《红楼梦》中贾瑞因淫思邪欲而得病，最终治疗失败而一命归阴。现实生活中，思是一种正常的心理活动，只要保持积极乐观的心态，加强体育锻炼，便不会损伤身体。但对于广大白领阶层和莘莘学子，勤于思考是工作和学习的一部分，长久繁重的脑力劳动难免会"思伤脾"，这类人群除了健康用脑，不能过度疲劳外，适当增加营养，必要时吃些补益脾胃气血的药膳和食物，如红枣莲子、冰糖银耳以及山药、芡实、香菜、豆类等，可以起到健脾益智、健脾利湿的作用，预防"思伤脾胃"

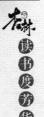

的不良后果。所谓"虚则补之",就是这个道理。

俗话说"心病还须心药医",在长期治疗情志内伤疾病的实践中,中医形成了一整套完善的理论和行之有效的治疗方法。

良医巧治思虑病

《黄帝内经》说:"恐胜喜,喜胜悲,悲胜怒,怒胜思,思胜恐。"情志可以致病,但也可以治病,中医"以情胜情"就是典型的情志疗法。患者过度忧思,忧思伤脾,脾属土,而五行中肝木克脾土,怒志属肝,故可通过故意激怒病人的方法,让肝气冲破郁结的脾气,从而治疗"思伤脾"。

《续名医类案》中有一则经典的医案:一个女子和母亲相依为命,出嫁不久母亲突然去世,这个女子思念母亲忧愁过度,以至卧床不起,气息恹恹,诸药不效,当时的名医韩世良诊视后,认为她是忧思成疾,非单纯药物所能治愈。于是他就故意请女巫作法,让女巫对她说,你的病都是母亲害的,因为你和你母亲前世有仇。

患者因为深信巫术，听后非常生气，一气之下病反而减轻了。张子和《儒门事亲》中也有一则类似的医案：一富家女因思虑过度，失眠二年，无药可疗。张诊其两手脉俱缓，为思虑伤脾，于是和丈夫制订了治疗方案：故意当着妇人面索其财物，又饮酒吃喝数天，然后不开方而离去。此妇人见状大怒，气得出汗，到晚上觉困倦，呼呼入眠，失眠症从此不治而愈。

名医至忠惹祸身

上述两则医案看似潇洒圆满，实则是以医生的名誉和人身安全为代价的。韩世良和张子和均是当世名医，且治疗效果良好，患者也是普通百姓，所以流誉身后。如果患者是另一副嘴脸，则医者有性命之虞。《三国志·华佗传》载，有一郡守因思致病，"佗以为其人盛怒则差，乃多受其货而不加治，无何弃去，留书骂之。郡守果大怒，令人追捉杀佗。郡守子知之，属使勿逐。守瞋恚既甚，吐黑血数升而愈"。华佗幸运地躲过了郡守的追杀，另一名医文挚就没有这么幸运了。《吕氏春秋·至忠》记载了齐王因思致疾，使名医文挚治疗的故事："（文挚）视王之疾，谓太子曰：'王之疾必可已也。虽然，王之疾已，则必杀挚也。'太子曰：'何故？'文挚对曰：'非怒王则疾不可治，怒王则挚必死。'太子顿首强请曰：'苟已王之疾，臣与臣之母以死争之于王。王必幸臣与臣之母，愿先生之勿患也。'文挚曰：'诺。请以死为王。'与太子期，而将往不当者三，齐王固已怒矣。文挚至，不解屦登床，履王衣，问王之疾，王怒而不与言。文挚因出辞以重怒王，王叱而起，疾乃遂已。王大怒不说，将生烹文挚。太子与王后急争之，而不能得，果以鼎生烹文挚。"虽然文挚为避免医患矛盾做了充足的准备，并且"太子与王后急争之"，但仍以悲剧收场。《吕氏春秋》将文挚的事迹放入《至忠》篇中讲述，这既是对文挚医术的赞许，更是对其忠于职守、仁者大医精神的高度赞扬。

"春心莫共花争发，一寸相思一寸灰！"思能损伤脾胃，伤及心血，这值得深思；古代大医不顾个人名誉和安危，为人疗疾的精神，也值得深思；面对医者的精心治疗，患者所表现的不同态度，更值得深思。

39 | 凤箫吟唱凤仙花

菊婵标名，凤仙题品，纷纷随处成丛。

甚玉钗浑小，宝髻微松。

依旧花分五彩，毗陵画、总付良工。

谁为伴，鸡冠染紫，雁阵来红。

玲珑。

英英秀质，多想是花神，翦彩铺茸。

却易分高下，难辨雌雄。

疑把守宫同捣，端可爱、深染春葱。

开还谢，从风乱飘，好上梧桐。

这首《凤凰台上忆吹箫·赋凤仙花》是元末明初诗人凌云翰的作品，描写凤仙花的英英秀质、玲珑可爱。词牌《凤凰台上忆吹箫》来源于一个美丽的神话传说：萧史善吹箫，能作凤鸣。秦穆

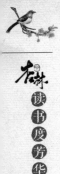
公将女儿秦弄玉嫁给他，并造一座凤楼，让其在上面教女儿吹箫。秦弄玉学成之后，百凤来集。随后弄玉乘凤，萧史乘龙，夫妇登仙而去。凤凰是传说中的百鸟之王，祥瑞象征，然而现实中却不存在。有一种花，因其花头、翅、尾、足俱翘然如凤状，故名为金凤花。又因为其单瓣花朵"宛如飞凤，头翅尾足俱全"，翩翩然"欲羽化而登仙"，故又名为凤仙花。自古以来，人们便把凤仙花看作凤凰的化身。南宋诗人释文珦《凤仙花》诗曰："何年凤背古仙人，草木之中自化身。丹袂翠翘秋色里，犹资沆瀣养精神。"

富有诗意的别名

凤仙花为凤仙花科凤仙花属植物，是一种很"皮实"的花卉，一粒种子落地，无论是肥沃的土壤，还是较为贫瘠的土地，它都能发芽、生长、开花，且很少发生病虫害，无须花费人们太多的精力，故又名菊婢，《赋凤仙花》中"菊婢标名，凤仙题品"就是这个意思。凤仙花高0.4～1米，叶似桃叶而窄，边有细锯齿，开红花，结实形类桃样极小，故又名小桃红。此外，凤仙花还被称为"旱珍珠"。

凤仙花是纯天然的"指甲油"。将凤仙花的花瓣或叶子捣碎，用树叶包在指甲上，能染上鲜艳的红色，因此凤仙花又叫指甲花、指甲草、水指甲等。明代诗人杨维帧有两首描写用凤仙花染指甲的诗，题为《凤仙花》，其一云："金凤花开色更鲜，佳人染得指头丹。弹筝乱落桃花瓣，把酒轻浮玳瑁斑。"其二云："金盘和露捣仙葩，解使纤纤玉有瑕。一点愁凝鹦鹉喙，十分春上牡丹芽。"

用凤仙花染指甲不但美丽，还可预防和治疗灰指甲。研究证明，凤仙花具有抗过敏、抗真菌作用，《安徽中草药》记载："先用小刀将患指指甲刮去一层，再用凤仙花捣烂敷患处，纱布包扎，每日换2～3次"可治疗灰指甲。其实，凤仙花的药用价值远不止此，它的种子（急性子）、花（凤仙花）、叶（凤仙叶）、根（凤仙根）、茎（凤仙透骨草）均可入药。

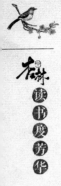

凤仙花美药效多

"细看金凤小花丛，费尽司花染作工。雪色白边袍色紫，更饶深浅四般红。"（杨万里《金凤花》）凤仙花有粉、红、紫、白等多种颜色，朝阳初升时候，红色的凤仙花在绿叶的映衬下，就像栖息在碧绿的梧桐树上的凤凰，人们称之为"丹凤朝阳"。唐代诗人吴仁璧的《凤仙花》诗曰："香红嫩绿正开时，冷蝶饥蜂两不知。此际最宜何处看？朝阳初上碧梧枝。"中药凤仙花是植物凤仙花的花蕾，以红、白二色者入药较佳，性味甘、苦、微温，具有祛风除湿、活血止痛、解毒杀虫的功效，用于风湿肢体痿废、腰胁疼痛、妇女经闭腹痛、产后瘀血未尽、跌打损伤、骨折、痈疽疮毒、毒蛇咬伤、白带、鹅掌风、灰指甲的治疗。

透骨软坚"急性子"

"弱质纤茎深自保，昂昂骧首自徘徊。也知性急难偕俗，犹喜人呼好女儿。"（范薰香《凤仙花》）凤仙花谢之后，结实如小毛桃，一个个倒挂着，像个小吊钟，颇有风趣，果实成熟后自然开裂，其内部果皮收缩所产生的张力将种子弹出很远，因此被称为"急性子"，这其实是凤仙花的一种自我传播方法。"急性子"又名金凤花子、凤仙子，性味辛、微苦、温，有小毒，归肾、肝、肺经，具有行瘀降气、软坚散结的功效，用于经闭、痛经、产难、产后胞衣不下、噎膈、痞块、骨鲠、龋齿、疮疡肿毒的治疗。在煮肉、炖鱼时，放入数粒"急性子"，则肉易烂、骨易酥，古代医家因此推断其有透骨软坚之功。《本草纲目》记载："治产难，积块，噎膈，下骨鲠，透骨通窍。凤仙子，其性急速，故能透骨软坚，庖人烹鱼肉，硬者投数粒即易软烂，是其验也。"《世医得效方》载："金凤花子，嚼烂噙化下"，可治疗骨鲠;《濒湖集简方》载："凤仙子二钱，研末，水服"，可用于产难催生。

全身皆可入药

"凤鸟久不至，花枝空复名。何如学葵蕊，开即向阳倾。"（林姬《咏凤仙花》）凤仙花的茎名为凤仙透骨草，又名透骨草、凤仙梗、凤仙花梗、凤仙花秸、凤仙花秆，性味苦、辛、温，有小毒，具有祛风湿、活血止痛、解毒的功效，用于风湿痹痛、跌打肿痛、闭经、痛经、痛肿、丹毒、鹅掌风、蛇虫咬伤的治疗。透骨草的名称，来源于它的功效。《本草正》云："（凤仙花）善透骨通窍，故又名透骨草。"《采药书》称其能"合金疮，入骨补髓，兼治难产"。

"忆绕朱栏手自栽，绿丛高下几番开。中庭雨过无人迹，狼籍深红点绿苔。"（欧阳修《金凤花》）凤仙花叶性味辛、苦、温，有小毒，煎水熏洗或捣敷可治疗疔疮肿毒。凤仙根味苦、辛，性平，有活血止痛、利湿消肿的功效，可用于跌仆肿痛、风湿骨痛、白带、水肿的治疗。

"凤台未见凤凰来，偏有仙葩岁岁开。莫谓娇妍难济世，寸心甘作杏林材。"（陈永昌《咏凤仙花》）凤仙花既是一种将美丽带到人间的花，也是一种将健康带到人间的花，难怪人们将它看作凤凰的化身。

青门引曲闲话木

从古诗词品读中医"木"的意象

乍暖还轻冷，

风雨晚来方定。

庭轩寂寞近清明，残花中酒，

又是去年病。

楼头画角风吹醒，

入夜重门静。

那堪更被明月，

隔墙送过秋千影。

这首《青门引》为宋代词人张先的作品，上阕写春日的感怀，下阕写酒醒后的情怀，借景抒情，表达了词人的多愁善感。这首词情景交融、含蓄宛转、丽辞腻声、意味隽永，满载着中医药知识。

东方木行之青帝

《青门引》词牌为张先创制，青门是汉代长安城（今陕西西安）的东南门，本名灞城门，俗因门色青，呼为青门。西晋阮籍《咏怀诗》："昔闻东陵瓜，近在青门外。"《说文解字》说："青，东方色也。"杜甫诗："岱宗夫如何？齐鲁青未了。"巍峨的东岳泰山横亘在齐鲁大地，山上的树木郁郁葱葱，满目青翠，一眼望不到边。在青翠的泰山玉皇顶西南，有青帝宫，为祭祀青帝而设。青帝又名苍帝、木帝，位属东方，故祀于泰山，《大易通解》说"帝出乎震，东方木行之青帝，为上帝之长子也"。青帝为春之神及百花之神，主万物发生，故黄巢诗说"他年我若为青帝，报与桃花一处开"。

青帝是什么模样呢？《黄帝内经》说："木形之人，比于上角，似于苍帝。"木形之人是什么形象呢？《灵枢·阴阳二十五人》说："（木形之人）苍色，小头，长面，大肩背，直身，小手足，好有才，劳心，少力，多忧劳于事。能春夏不能秋冬，（秋冬）感而病生。"古代有学者认为，青帝其实就是太昊伏羲，伏羲推演先天八卦，是中医药鼻祖之一。

木曰曲直肝宜疏

"东方属木，木色为青"，青门是长安城的东南门，东南为巽，巽为木、为风，在人体代表肝脏。中医用木类比人的肝脏。"木曰曲直"是说木具有生长、生发、条达舒畅的特性，肝主疏泄是说肝具有疏通、散发的生理功能。

"云来气接巫峡长，月出寒通雪山白。"（杜甫《古柏行》）孔明庙前的古柏气接巫峡，肝脏具有调畅气机的功能。肝脏的疏泄功能正常，则气机调畅、气血和平、经络通利，各脏腑组织也协调平衡。疏泄不足则肝气郁结，疏泄太过则肝气上逆。

"无边落木萧萧下，不尽长江滚滚来。"（杜甫《登高》）江边乔木的落叶飘入长江，滚滚东流，肝主疏泄，具有通利三焦、疏通水道的作用。肝失疏泄，水液不行，可出现痰、饮、水的病变。肝脏的疏泄功能正常，则任脉通利，冲脉充盈，气血运行正常。肝失疏泄，则冲任失调、气血不和、气滞血瘀。

"山有木兮木有枝，心悦君兮君不知。"(《越人歌》)山上的乔木，可以比兴内心的情志，肝的疏泄功能具有调畅情志的作用。肝阳上亢，则急躁易怒、失眠多梦；肝气郁结，则抑郁不乐、多愁善感。反之，异常的情志活动也可影响肝的疏泄功能。

"木客提蔬束，江乌接饭丸。"(张祜《送韦整尉长沙》)木为人类提供食粮，肝能促进脾胃运化，帮助消化。气机调畅是脾升胃降功能协调的基础。肝主疏泄，促进胆汁分泌，有助于食物消化。肝气郁结，则可导致肝胃不和、木旺乘土。

"廿两棉花装破被，三根松木煮空锅。"(黄宗羲《山居杂咏》)木能生火，肝可藏血。肝体阴而用阳，只有贮存一定数量的血液，才能制约肝的阳气。肝藏血，还可防止出血，调节身体各部血液流量。

《黄帝内经》说："东方生风，风生木，木生酸，酸生肝，肝生筋，筋生心，肝主目。"肝胆相照，其志为怒，其体合筋，其华在爪，开窍于目，泪为肝液。筋、爪和眼的视觉功能，有赖于肝血的滋养。

五运六气话木运

张先的这首《青门引》还隐藏着中医五运六气的信息。五运六气，简称"运气"。"运"指丁壬木、戊癸火、甲己土、乙庚金、丙辛水五个阶段的相互推移；"气"指厥阴风木、少阴君火、少阳相火、太阴湿土、阳明燥金、太阳寒水六种气候的转变。

运气学说是中国古代研究气候变化及其与人体健康和疾病关系的学说，其基本内容是在中医整体观念的指导下，以阴阳五行学说为基础，运用天干地支等符号作为演绎工具，来推论气候变化规律及其对人体健康和疾病的影响。沈括《梦溪笔谈》说："医家有五运六气之术，大则候天地之变，寒、暑、风、雨、水、旱、螟、蝗，率皆有法；小则人之众疾，亦随气运盛衰。"宋徽宗诏会曰："公布次年运历，示民预防疾病。"

"庭轩寂寞近清明"一句，点明了词作的时间，主运为木运。主运是五运之气分主于一年各个季节的岁气，从木运开始，按五行相生的次第运行，至水运而终，各主七十三日零五刻。主运由于地之运动而产生，乃四时固定的应有气候，其次序年年相同不变，故称之为主气。木为初运，相当于每年的春季，春季气候变化以风气变化较大，在人体以肝病较多为特点。木运与六气的厥阴风相应，张先《青门引》两次提到了"风"，一句是"风雨晚来方定"，另一句是"楼头画角风吹醒"，全词共9句，其中2句提到"风"，频率之高，充分体现了木运时风气变化较大的特点。时间接近清明，已经到了木运的末期，接近火运，火运对应少阳君火，故词人开篇便说"乍暖还轻冷"。

木运以肝病较多为其特点，火运以肝、心病较多为其特点，词中作者则明显表现出肝的疏泄功能不及，肝气郁结的症状特点。词人"庭轩寂寞"，抑郁不乐、多愁善感。"又是去年病"，去年这个时候作者也是这个症状，体现出木运时疾病的一般变化规律。词人借酒浇愁，酩酊大醉（"中酒"），然悲愁难消，映入眼帘的，都是月缺花残（"残花""那堪更被明月"）。夜深人静，万籁俱寂，作者却为情志困扰，久久难以入眠，在失眠的痛苦中品味"入夜重门静"。

墙内的佳人，似乎很懂得春季养生的要领，通过打秋千来疏泄情志，真是健康又美丽。这与墙外悲伤难堪的词人形成了鲜明的对比，意味隽永，简直就是一副极高明的中国水墨画。"隔墙送过秋千影"，堪为全词点睛之笔，"张三影"的名号果然名不虚传。

主运之外还有岁运、客运。岁运是五运的基础，通管全年，主一年的岁气，"丁壬之岁，木运统之""岁木太过，风气流行""岁木不及，燥乃大行"。客运主司一年中各季节出现的变化之运。木还是一类药物的统称，李时珍说："木乃植物，五行之一"。《本草纲目》载木类药物180种，分为香、乔、灌、寓、苞、杂六类，松柏杨柳，并可为药，安息龙脑，馥郁芬芳。

"随风潜入夜，润物细无声。"在风雨的滋润下，万木欣欣向荣、郁郁葱葱。品读这首《青门引》之时，顺便了解一下关于"木"的中医药知识，也有万事随顺、光阴静好之感。

41 | 萱草疗愁 宜男忘忧

舍北烟霏舍南浪。

雨倾盆、滩流微涨。

问小桥、别后谁过。

惟有迷乌羁雌来往。

重寻山水问无恙。

扫柴荆、土花尘网。

留小桃、先试光风。

从此芝草琅玕日长。

　　这首《宜男草》是南宋诗人范成大的作品，描写烟雨迷蒙的田园风光。词牌《宜男草》由范成大创制，宜男的名号来源于曹植的《宜男花颂》"草号宜男，既晔且贞"。晋代周处在《风土记》解释说："宜男，草也，高六尺，花如莲。怀妊人带佩，必生男。"后人认为，周处所说的宜男草就是萱草。

忘忧的符号 母亲的象征

百合科萱草属植物为多年生宿根草本，自然种类约20种，中国有8种，最常见的有萱草、黄花菜、北黄花菜、小黄花菜等。这些植物花色艳丽，花柄很长，花瓣向外翻卷，呈百合花一样的筒状，花蕊高高挺立在花的中心，加上有娇嫩纷披的绿叶陪衬，显得清秀俊美，十分可爱。相比较而言，黄花菜花朵较为瘦长，花瓣较窄，花色嫩黄，秋水仙碱含量较少；萱草的花接近漏斗状，花色丰富，以橘黄色为多，秋水仙碱含量较多。但由于萱草、黄花菜、北黄花菜、小黄花菜外形相似，人们常将它们笼统称为"萱草"。

"焉得谖草？言树之背。愿言思伯，使我心痗"（《诗经·卫风·伯兮》）。诗中的"谖草"即萱草，此处"谖"有"遗忘"之意，古人认为萱草可以忘忧，故又名"忘忧草"。李时珍说："萱本作谖。谖，忘也。《诗》云：焉得谖草？言树之背。谓忧思不能自遣，故欲树此草，玩味以忘忧也。吴人谓之疗愁。"
萱草易于种植，四时青翠，花色美丽，赏心悦目，经常
观赏确能忘忧，故嵇康《养生论》云："合欢蠲忿，萱
草忘忧，愚智所共知也"。

"萱草生堂阶，游子行天涯。慈母倚堂门，不见萱
草花。"（孟郊《游子》）古代母亲一般居于北堂，故用
北堂代表母亲，当游子要远行时，就会先在北堂种萱
草，希望减轻母亲对孩子的思念，忘却思忧。久而久
之，萱草就成了中国的母亲花，古人常用椿萱并茂来形
容父母康健。

亦食亦入药　功效何其多

萱草不但有着深厚的文化内涵，而且药用价值广
泛，它的花（金针菜）、根（萱草根）、嫩苗（萱草嫩
苗）均可入药。

萱草花入药，也有令人忘忧之效，《食鉴本草》认
为其有"利心气，好欢乐，令人忘忧，轻身明目，利胸
膈"之效。《本草正义》说："今人恒以（萱草花）治气

火上升，夜少安寐，其效颇著。"

"萱草虽微花，孤秀能自拔。亭亭乱叶中，一一芳心插。"（苏轼《萱草》）金针菜又名萱草花、川草花、宜男花、鹿葱花、萱萼，性味甘、凉，归心、肝、脾经，具有清热利湿、宽胸解郁、凉血解毒的功效，用于小便短赤、黄疸、胸闷心烦、少寐、痔疮便血、疮痈的治疗。现代药理研究提示，金针菜有明显的镇静作用。

萱草嫩苗也可入药，其性味甘、凉，归脾、肺经，具有清热利湿的功效，用于胸膈烦热、黄疸、小便短赤的治疗。萱草嫩苗捣烂外敷，还可用于跌打瘀痛的治疗。传说萱草嫩苗食用气味如葱，山野中的鹿常食萱草治疗疾病，故又名鹿葱。

萱草根也是一味良药，又名漏芦果、漏芦根果、黄花菜根等，性味甘、凉，有毒，归脾、肝、膀胱经，具有清热利湿、凉血止血、解毒消肿的功效，用于黄疸、水肿、淋浊、带下、衄血、便血、崩漏、乳痈、乳汁不通的治疗。

晋代人嵇含在《宜男花序》说："今东人采其花

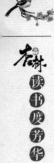

跗，干而货之，名为黄花菜。"这说明当时人们已经广泛食用金针菜，并且食用方法与今人大致相同。金针菜色泽金黄，香味浓郁，食之清香爽滑、嫩糯甘甜，是有名的席上珍品，民间常用于大便带血、小便不通、便秘和产后无乳等的食疗。

宝剑有双刃　萱草亦有毒

现代研究显示，金针菜含有丰富的卵磷脂，能改善大脑功能，对注意力不集中、记忆力减退等有特殊疗效。金针菜中还含有丰富的粗纤维和抑制癌细胞生长的成分，能促进大便的排泄，可作为防治肠道肿瘤的食品。然而，新鲜金针菜含有少量秋水仙碱，可导致人体中毒，应该先制成干品，经过高温烹煮或炒制后才能食用。

关于萱草忘忧，还有另一种说法，李九华《延寿书》云："（萱草）嫩苗为蔬，食之动风，令人昏然如醉，因名忘忧。"这可能是对秋水仙碱中毒的描述。秋水仙碱中毒的前驱症状表现为恶心、呕吐、腹泻、腹痛、胃肠反应等，严重者还可能出现肾损害，可见血尿、少尿等。

需要注意的是，萱草根毒性也很大，并且在体内有蓄积作用，能使动物的脑、脊髓白质部和视神经纤维素普遍软化和髓鞘脱失，肝、肾细胞浊肿，肺部出血。加热60℃以上可使萱草根毒性减弱甚至消失，黄连、黄柏可解除它的部分毒性。

42 | 欢乐喜迁莺
治病亦致病

街鼓动，禁城开，

天上探人回。

凤衔金榜出云来，

平地一声雷。

莺已迁，龙已化，

一夜满城车马。

家家楼上簇神仙，

争看鹤冲天。

这首《喜迁莺》为韦庄进士及第时所作，通过对科举放榜时欢闹场面的描写抒发内心欣喜之情。清毛先舒《填词名解》认为，《喜迁莺》调名由"莺已迁，龙已化"而来，调名本意即咏进士及第后的喜悦心情。

喜者少病，百脉舒和

　　韦庄及第，填《喜迁莺》词以表达自己的喜悦心情，其他诗人及第，也是喜形于色，表现于外。孟郊及第，夸耀说："春风得意马蹄疾，一日看尽长安花"。徐夤及第，高兴地飘飘欲仙，"十二街前楼阁上，卷帘谁不看神仙"。曹邺及第，高兴得如同得了珠宝一般，"白日探得珠，不待骊龙睡"。在古代，及第是读书人的第一等喜事，其喜悦之情表现于外，夸耀于众。"喜"是中医五志七情之一，是因事遂心愿或自觉有趣而心情愉快的表现，因其活泼而表现于外，有火之机动、活泼、炎上之象，故五行属火而配属于心。

　　喜属良性情绪，可使心气舒缓，有益于心主血脉的生理功能，《素问·举痛论》说"喜则气和志达，营卫通利"。营卫通利，心情舒畅，可使人神志清晰，思维敏捷，精力充沛。经常保持愉快、喜悦的心情，对于人体健康有很大好处，正如《儒门事亲》

所说"喜者少病，百脉舒和故也"。有人曾做过一个实验：让一个健康人处于舒适的环境中，并用各种方法使其精神愉悦，结果这个人的血压下降了10毫米汞柱，脉搏减少8次左右。喜为心之志，笑为心之声，笑是喜的外在表现，故俗语说"笑一笑，十年少"。杜甫在听到官军收到河南河北的胜利消息后，因喜而精神抖擞，手舞足蹈，如同回到青春年少一般，"白日放歌须纵酒，青春作伴好还乡"。

喜可胜悲，防治情志失常

喜不但可以预防疾病，还可治疗疾病。喜属火，悲属金，火克金，故《素问·阴阳应象大论》云"喜胜悲"。古代名医常常运用"喜"这种情绪治疗因悲忧导致的疾病。据《儒门事亲》记载：息城司侯，听闻父亲死于盗贼，乃大悲哭之，哭罢，便觉心痛，日增不已，月余成块，状若覆杯，大痛不止，药皆无功。他医议用燔针焫艾，病患恶之，乃求于张从正。张从正至，恰逢巫者在旁，乃学巫者，杂以狂言以谑病者，病患至是大笑不忍，回面向壁而笑，过了一二日，心下结块皆散。张从正曰：内经言忧悲则气结，喜则百脉舒和，故喜胜悲。据《古今医案按》记载：陈状元之弟，因忧悲病咳唾血，面色黧黑，服药十日不效，朱丹溪谓其兄曰：此病得之忧悲失志，必用喜解，乃可愈。即求一丰衣足食之地处之，病患于是大喜，血止色退，不药而愈。由是而言，治病必求其本，虽药中其病，苟不察其得病之因，亦不能愈也。

过喜伤心，乐极生悲不可取

喜虽然是一种良性情绪，可保持身体健康，治疗疾病，但若超过了一定的"度"，超出了本人的心理承受能力，也是致病之由。"喜伤心"，过度的喜可伤及心脏血脉而导致疾病。过度的喜悦，使情绪处于极度兴奋激动状态，体内去甲肾上腺素的分泌会突然增加，引起全身血管收缩，使呼吸、心跳加快，血压升高，机体耗氧量大量增加，导致心脑供血严重不足，极易造成心肌梗死、中风等心脑血管疾病急性发作，甚至引发猝死。在《薛刚反唐》中，程咬金因听闻薛家平反的消息，喜不自禁，大笑而亡。无独有偶，在《说岳全传》中，大将牛皋辅佐岳飞的儿子岳雷征金，大破乌龙阵，骑在金兀术背上，将金兀术气死，自己也大笑而亡，留下"气死兀术，笑杀牛皋"的俗语。这虽然是小说家言，但在现实生活中，"乐极生悲"，因听闻巨大喜讯而突发心脑血管疾病的也并非少数。

"喜伤心"，更常见于伤及心主神志的生理功能。心所主的神志，指的是人的精神、意识和思维活动。在巨大的喜悦情志刺激下，人的精神、意识和思维活动会发生不同程度的异常改变。李白流放夜郎遇赦，又遇见故人韦冰，惊喜之下，竟产生了如坠烟雾的幻觉："宁期此地忽相遇，惊喜茫如堕烟雾"（《江夏赠韦南陵冰》）。战乱之中，杜甫和妻子意外相见，竟然喜极而泣："妻孥怪我在，惊定还拭泪"（《羌村三首》）。在《三国演义》中，关羽斩庞德、擒于禁，水淹七军，威震华夏，个人的威望达到顶峰，因巨大成功带来的喜悦，使关羽产生骄傲情绪，影响了思维活动，产生了一系列误判，最终大意失荆州。

喜则气缓，暴喜过度，又可使心气涣散，神不守舍，出现精神不集中，甚至失神狂乱。唐玄宗召李白入京任职，李白边饮酒边高歌舞剑，一副神不守舍，喜极而狂的样子："高歌取醉欲自慰，起舞落日争光辉"（《南陵别儿童入京》）。同样是听闻官军收复河南河北的消息，杜甫因喜而精神抖擞，杜甫的妻子却几乎因喜而狂，"却看妻子愁何在，漫卷诗书喜欲狂"。在《儒林外史》中，范进多次参加科举考试，每次均名落孙山，被人嘲笑，就在他绝望的时候，居然考中举人，暴喜之下，范进竟然痰迷心窍，喜极而狂。后来范进最为惧怕的胡老爹上场，对范进连打带骂，居然将范进的狂证治好了。范进中举的故事包含着情志相胜的道理。喜属火，恐属水，水能克火，故恐能胜喜，范进因喜而狂，却被他最为恐惧的丈人治好了。

了解一点中医情志方面的知识，或可转祸为福，化险为夷。

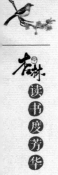

43 文人笔下的"鸭"与中医养生文化

晚云收，淡天一片琉璃。

烂银盘、来从海底，皓色千里澄辉。

莹无尘、素娥淡伫，静可数、丹桂参差。

玉露初零，金风未凛，一年无似此佳时。

露坐久、疏萤时度，乌鹊正南飞。

瑶台冷，阑干凭暖，欲下迟迟。

念佳人、音尘别后，对此应解相思。

最关情、漏声正永，暗断肠、花影偷移。

料得来宵，清光未减，阴晴天气又争知。

共凝恋、如今别后，还是隔年期。

人强健，清樽素影，长愿相随。

这首《绿头鸭》是晁端礼的作品。《绿头鸭》原本是唐教坊曲名，晁端礼开始用作词牌名。绿头鸭是中国饲养家鸭的祖先，早在战国时期，中国就开始饲养和驯化绿头鸭，如今绿头鸭已成为大量饲养的家鸭品种。雄性绿头鸭的头、颈部为绿色，具辉亮的金属光泽，普通公鸭颈部亦多金绿色光泽。

文人笔下的鸭寓意甚多

鸭是中国最常见的家禽之一，性格温和，憨态可掬，常被诗人用来表现田园之美。如苏轼"竹外桃花三两枝，春江水暖鸭先知""晚岁与君同活计，如云鹅鸭散平湖"；杨万里"回身小却深檐里，野鸭双浮欲近栏""忽逢野沼无人处，两鸭浮沉最眼明"；陆游"鸭放竞浮新涨水，牛归正及暝栖鸦""双鹅朝戏浦，群鸭暮还家"；范成大"家人暗识船行处，时有惊忙小鸭飞"。满怀忧患的杜甫却别出心裁，将洁身自好的花鸭自比，用来自警"花鸭无泥滓，阶前每缓行。羽毛知独立，黑白太分明。不觉群心妒，休牵众眼惊。稻粱沾汝在，作意莫先鸣"。

"庶人常用赘，贵在不飞迁。饱食待庖宰，虚教两翅全。"在宋人李觏这首题名为《鸭》的诗中，说出来了鸭的现实意义：被用作平常百姓的赘礼，在庖厨中被人宰杀。虽然诗人有为鸭子鸣不平的意味，但与田园诗相比则大煞风景，与现实主义的杜甫相比，也太过于血腥，然而这却是鸭子的宿命。鸭子被平常百姓用作赘礼是有原因的，鸭子易于饲养，成活率高，能为平民提供廉价的肉食，改善生活。鸭子食药两宜，具有养生保健和治疗疾病的作用。鸭的肉（白鸭肉）、头部（鸭头）、羽毛（鸭毛）、口涎（鸭涎）、卵（鸭卵）、脂肪油（鸭肪）、血液（鸭血）、胆囊（鸭胆）、砂囊角质内壁（鸭肫衣）等均可入药。

鸭肉的中医养生作用

白鸭肉营养丰富，具有高蛋白、低脂肪、低糖的特点。白鸭肉蛋白质含量比畜肉高，而脂肪与糖类含量适中，比畜肉低，是优质的肉类食材。白鸭肉脂肪中的饱和脂肪酸、单不饱和脂肪酸、多不饱和脂肪酸的比例接近理想值，化学成分近似橄榄油，有降低胆固醇的作用，对防治心脑血管疾病有良好作用。白鸭肉所含B族维生素和维生素E较其他肉类多，能有效抵抗脚气病、神经炎和多种炎症，还有抗衰老作用。白鸭肉中含有较为丰富的烟酸，它是人体合成辅酶Ⅰ和辅酶Ⅱ的重要原料，有预防糙皮病、高脂血症和心脑血管疾病等作用。此外，白鸭肉中含有丰富的钾、铁、铜、锌等元素，民间有"大暑老鸭胜补药"的说法。

白鸭肉适宜于暑夏清补。夏季气候炎热而又多雨，暑热夹湿，常使人脾胃受困，食欲不振。因此，需要用饮食来调补，增加营养物质的摄入，达到祛暑消疲的目的。暑夏调补应以清淡且具有滋阴功效的"清补"食品为主。白鸭肉就是暑天的清补佳品，它营养丰富，性味甘、微咸、平，归肺、脾、肾经，具有补气滋阴、利水消肿的功效。《名医别录》说："（白鸭肉）补虚除热，和藏府，利水道。"《食疗本草》说：（白鸭肉）"补中，益气，消食""消毒热，利水道，治小儿热惊痫，头生疮肿。又和葱豉作汁饮之，去卒烦热。"《医林纂要》

说："鸭（肉）能泻肾中之积水妄热，行脉中之邪湿痰沫。"白鸭肉入莲藕、冬瓜等蔬菜煲汤食用，荤素搭配既可起到营养互补的效果，又能补虚损、消暑滋阴，为夏日滋补佳品；白鸭肉加配芡实、薏苡仁同炖汤则滋阳效果更佳，且能健脾化湿、增进食欲。

白鸭肉可用于虚劳骨蒸、咳嗽、水肿等疾病的食疗。《本草汇》载："（白鸭肉）滋阴除蒸，化虚痰，止咳嗽。"白鸭肉还有利水消肿、通利水道的作用，病后浮肿和慢性肾炎可选择食用。《肘后备急方》载："青头雄鸭以水五升，煮取一升，饮尽，厚盖之，取汗佳"，可用于"治卒大腹水病"。《华佗神医秘传》载："选家鹜（鸭子）之年久者三匹，加厚朴蒸食之"，治疗病后浮肿极有效，但体虚者勿服。

凡事皆有两面，鸭肉虽好，却也并非人人皆宜。外感未清、脾虚便溏、肠风下血者应尽量避免食用鸭肉。

鸭身多宝，各有其用

鸭的其他部分也可入药。鸭毛性味咸、平，归肺经，具有解毒敛疮的功效，煅存性研末调敷，可治疗溃疡及水火烫伤；鸭头性味甘、淡、凉，归肾、膀胱经，具有利水消肿的功效，用于水肿尿涩、咽喉肿痛的治疗；鸭血性味咸、凉，归肝、脾经，具有补血、解毒的功效，用于劳伤吐血、贫血虚弱、药物中毒的治疗；鸭卵性味甘、凉，归肺、大肠经，具有滋阴、清肺、平肝、止泻的功效，用于胸膈结热、肝火头痛眩晕、喉痛、齿痛、咳嗽、泻痢的治疗；鸭肪性味甘、平，归脾经，具有消瘰散结、利水消肿的功效，外用涂敷，可用于瘰疬、水肿的治疗；鸭胆性味苦、寒，归肝、大肠经，具有清热解毒的功效，外用涂敷，可用于目赤肿痛、痔疮的治疗；鸭涎性味淡、平，归肝、胆经，具有凉肝止痉，消肿解毒的功效，含漱或涂敷，用于异物鲠喉，小儿阴囊被蚯蚓咬伤肿亮的治疗；鸭肫衣性味淡、平，归胃经，具有消食化积的功效，用于食积胀满、嗳腐吞酸、噎膈反胃、诸骨鲠喉的治疗。

酷暑时节，最宜神清气静、鸭行鹅步。读一阕《绿头鸭》词，遥想中秋时节的清凉；喝一碗老鸭汤，享受甘平鸭肉的滋养，养阴补气，不亦宜乎。

44 | 初见妃子笑
长恨梨花泪

寒蝉凄切，对长亭晚，骤雨初歇。

都门帐饮无绪，留恋处，兰舟催发。

执手相看泪眼，竟无语凝噎。

念去去，千里烟波，暮霭沉沉楚天阔。

多情自古伤离别，更那堪，冷落清秋节！

今宵酒醒何处？杨柳岸，晓风残月。

此去经年，应是良辰好景虚设。

便纵有千种风情，更与何人说？

这首《雨霖铃》是柳永的作品，描写离愁之苦。

相传唐玄宗入蜀时，在雨中听到铃声而想起杨贵妃，继而创作了声情哀怨的《雨霖铃》，据《明皇杂录》云："帝幸蜀，初入斜谷，霖雨弥旬，栈道中闻铃声。帝方悼念贵妃，采其声为《雨霖铃曲》以寄恨。"在古代四大美女中，杨贵妃生活在星光熠熠的盛唐，描写杨贵妃的诗词也特别多，在所有描写杨贵妃的诗词中，当属白居易的《长恨歌》影响最为深远。

玉容寂寞泪阑干　梨花一枝春带雨

在《长恨歌》中，白居易将杨贵妃姣好的面容和洁白如玉的梨花相比。唐明皇和杨贵妃教授乐工的地点在梨园，《长恨歌》说"梨园弟子白发新，椒房阿监青娥老"。更加诡吊的是，在马嵬坡，杨贵妃竟然被缢死于梨树之下。梨树和杨贵妃的渊源如此之深，新编历史京剧《大唐贵妃》的主题歌便是《梨花颂》。

和杨贵妃生死荣辱密切相关的梨树，是原产

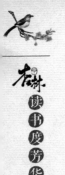

于我国的古老树种。《诗经·召南·甘棠》云："蔽芾甘棠，勿剪勿伐，召伯所茇。"据朱熹考证，甘棠就是梨树，他说："甘棠，杜梨也。白者为棠，赤者为杜。"梨树的果实（梨）、叶（梨叶）、果皮（梨皮）、花（梨花）、树枝（梨枝）、树皮（梨木皮）、木材烧的灰（梨木灰）、根（梨树根）均可入药，应用极广。

"约束家僮好收拾，故山梨枣待翁来。"（苏轼《寄馏合刷瓶与子由》）梨不仅味美汁多，甜中带酸，而且营养丰富，含有多种维生素和纤维素，具有良好的食疗保健效果。多吃梨可改善呼吸道和肺的功能，保护肺部免受烟尘的影响，降低患感冒的概率；梨能帮助排除肠道胆固醇，预防动脉粥样硬化；梨中含有丰富的B族维生素，能保护心脏，减轻疲劳，增强心肌活力，降低血压；梨有较多糖类和多种维生素，能增进食欲，对肝脏具有保护作用；梨性凉并能清热镇静，可改善头晕目眩症状；梨能抑制亚硝胺的形成，可防癌抗癌；梨可刺激肠管，消除便秘；梨含有硼，可预防妇女骨质疏松症。

李时珍说："梨有治风热、润肺、凉心、消痰、降火、解毒之功也。今人痰病火病，十居六七，梨之有益，盖不为少，但不宜过食尔。"《重庆堂随笔》记载："梨，不论形色，总以心小肉细，嚼之无渣，而味纯甘者为佳。凡烟火、煤火、酒毒，一切热药为患者，啖之立解。温热燥病，及阴虚火炽，津液燔涸者，捣汁饮之立效。"梨又名快果、果宗、玉乳、蜜父，性味甘、微酸、凉，归肺、胃经，具有润燥生津、清热化痰的功效，用于肺燥咳嗽、热病津伤烦渴、消渴、痰热惊狂、噎膈、目赤胬肉、烫火伤的治疗。梨性偏寒助湿，多吃动脾，故脾胃虚寒便溏、畏冷者应少吃，肺寒咳嗽及产妇慎食。

梨叶性味苦、涩、辛、凉，归肺、脾、膀胱经，具有疏肝和胃、利水解毒的功效，用于霍乱吐泻、腹痛、水肿、小便不利、小儿疝气、菌菇中毒的治疗。梨皮性味甘、涩、凉，归肺、心、肾、大肠经，具有润肺、生津、清热的功效，用于肺燥咳嗽、暑热烦渴、吐血、发背、疔疮的治疗。梨枝性味苦、涩、凉，归大肠、肺经，具有行气和中、止痛的功效，用于霍乱吐泻、腹痛的治疗。梨木皮性味苦、涩、凉，归肺、肝、胆经，具有清热解毒的功效，用于热病发热、疮癣的治疗。梨树根性味甘、淡、平，无毒，归肺、大肠经，具有清肺止咳、理气止痛的功效，用于肺虚咳嗽、疝气腹痛的治疗；梨花能却结热胸膈、去面黑粉滓。

日啖荔枝三百颗　不辞长作岭南人

杨贵妃喜欢食用荔枝，据《新唐书·杨贵妃传》载"妃嗜荔枝，必欲生致之，乃置骑传送，走数千里，味未变已至京师"。古代诗人，大多站在历史的角度对此事进行讽喻，如杜牧"长安回望绣成堆，山顶千门次第开。一骑红尘妃子笑，无人知是荔枝来"；张祜"尘土已残香粉艳，荔枝犹到马嵬坡"；韩偓"遐方不许贡珍奇，密诏唯教进荔枝"；李清照"何为出战辄披靡？传置荔枝马多死"。但普通百姓却更热衷于讨论杨贵妃食用荔枝是为了美容，还是为回忆儿时家乡味道。现在

118

还有一个荔枝品种名为"妃子笑"，可见百姓对此事的津津乐道。

荔枝肉晶莹剔透如白玉，柔软多汁，色、香、味俱佳，具有良好的食疗保健作用。荔枝果肉中含丰富的葡萄糖、蔗糖，能补充能量、益智补脑，改善失眠、健忘、神疲等症状；荔枝肉含有丰富的维生素C和蛋白质，有助于增强机体的免疫功能，提高抗病能力；荔枝果肉富含维生素C、B族维生素、胡萝卜素、叶酸，可以改善血液循环，有效减缓皮肤中黑色素的形成，预防雀斑的生成，具有美容祛斑作用；荔枝果肉香甜多汁，有补脾健脾、生津止渴、温中止痛的功效，食用后可以改善食欲不振，并能降逆，是顽固性呃逆及五更泻者的食疗佳品；荔枝是补血佳品，《玉楸药解》载"荔枝，甘温滋润，最益脾肝精血。阳败血寒，最宜此味"。

荔枝性味甘、酸、温，归脾、肝经，具有养血健脾、行气消肿的功效，用于病后体虚、津伤口渴、脾虚泄泻、呃逆、食少、瘰疬、疔肿、外伤出血的治疗。《食疗本草》认为荔枝"益智、健气及颜色";《海药本草》认为其"主烦渴，头重，心躁，背膊劳闷";《日用本草》认为其"生津，散无形质之滞气"。俗话说："一颗荔枝三把火。"荔枝性温，故咽炎或扁桃体炎患者，阴虚火旺、痔疮、便秘、血热等患者不宜食用，以免加重病情；荔枝具有降低血糖作用，故不宜空腹大量食用，以免出现低血糖症状，糖尿病患者慎用；荔枝含糖量很高，空腹食用会刺激胃黏膜，出现胃痛、胃胀症状。

荔枝的叶（荔枝叶）、果皮（荔枝壳）、种子（荔枝核）、根（荔枝根）也可入药。荔枝叶性味辛、微苦、凉，归心经，具有除湿解毒的功效，用于烂疮、湿疹的治疗；荔枝壳性味苦、寒，归心经，具有除湿止痢、止血的功效，用于痢疾、血崩、湿疹的治疗；荔枝核性味甘、微苦、温，归肝、肾、脾经，具有理气止痛、祛寒散滞的功效，用于疝气痛、睾丸肿痛、胃脘痛、痛经及产后腹痛的治疗；荔枝根性味微苦、涩、温，归胃、脾、肾经，具有理气止痛、解毒消肿的功效，用于胃寒胀痛、疝气、咽喉肿痛的治疗。

"蜀江水碧蜀山青，圣主朝朝暮暮情。行宫见月伤心色，夜雨闻铃肠断声。"（白居易《长恨歌》）杨贵妃和唐明皇的爱情悲剧常为历代文人叹惋，就连梨和荔枝两种平常的水果，也因杨贵妃的原因而赋予了不同的意义。在慨叹历史的同时，了解一下梨和荔枝的中医药文化意义，也是件乐事。

45 | 烛影摇红闲话火
从古诗词品读中医"火"的意象

海棠开后，燕子来时，黄昏深院。

争奈云收雨散。凭阑干、东风泪满。

当时谁会唱阳关，离恨天涯远。

烛影摇红，夜阑饮散春宵短。

几回想见，见了还休，争如不见。

早是萦心可惯。向尊前、频频顾盼。

风流天付与精神，全在娇波眼。

芳脸匀红，黛眉巧画宫妆浅。

这首词为周邦彦的作品，以首句为名，谓之《烛影摇红》，这便是词牌名"烛影摇红"的由来。离卦为火，《易经》说"离，丽也；日月丽乎天，百谷草木丽乎土，重明以丽乎正，乃化成天下"。周邦彦这首宛转艳丽的离别词，正暗含了离卦的意义，故名《烛影摇红》。

取象比类医中火

"野径云俱黑，江船火独明。"漆黑一片的夜晚，伸手不见五指，使人迷茫，而远处的一点灯火，却能照明道路，指引前进的方向。在五行之中，火独具一格，具有"有气而无质，造化两间，生杀万物，显仁藏用，神妙无穷"的特点。中医根据火"炎上"的基本属性，运用取象比类的方法，用火来类比人体的脏腑、生理活动，解释疾病的病因、病理变化，总结疾病的症状体征，使纷繁复杂、千变万化的疾病看起来形象生动、明白晓畅、易于理解。

"犹有髻珠常照物，坐看心火冷成灰。"在苏辙这句诗中，用心火灰冷来形容冬至日的严寒。古代汉语中常常"心火"并举，心主血脉、神志，与小肠相表里，其志为喜，其体合脉，开窍于舌，心液所化为汗。根据生理和病理不同，中医将火分为"少火"和"壮火"。少火是人的正常生理功能，能温养五脏六腑、四肢百骸，运行气血，蒸津化液，抵御阴寒，为生发之根本，陆游称此火能"一炉真火养金丹"；壮火是过于旺盛的火，能破坏人的正常生理功能，《素问》认为"壮火气之衰""壮火食气"，苏轼"闻道年来丹伏火"伏的便是壮火。根据来源不同，中医将火分为先天之火和后天之火。先天之火指命门之火，是人体生命活动力的本元，是性功能和生殖能力的根本，与人体的生长、发育、衰老有密切关系，能温煦和推动脏腑的生理活动；后天之火指脾胃之火，为消化饮食所需要的热能。根据功能不同，中医将火分为君火和相火。君火指心之阳气，居于上焦，主宰全身；相火指肝、肾、胆、膀胱、三焦之阳气，居于下焦，温养脏腑。根据性质不同，中医将火分为实火和虚火。实火是指邪火炽盛引起的实热证，以肝胆、胃肠实火最为多见；虚火为阴虚所引起，一是指阴虚而导致火旺的现象，二是指气虚和阳虚出现的气虚发热、"真寒假热"现象。

"祝融南来鞭火龙，火旗焰焰烧天红。日轮当午凝不去，万国如在洪炉中。"唐代诗人王毂在《苦热行》中把六淫之一的火给人带来的痛苦描写得形象生动。热之极为火，为六淫之一，同时，六淫中的风寒暑湿燥诸邪，也能在其病理过程中郁而化火，这些外感热病统称外火。脏腑阴阳气血失调和情志过激变化也能生"火"，这些称为内火，所谓"五志化火"。火性燔灼，致病多见高热、面红耳赤；火性炎上，致病多表现在人体上部；火易伤津，致病常有口渴喜饮、咽干口燥；火易耗气，致病常有少气懒言、肢体倦乏；火易生风，致病常有高热抽搐、目睛上吊；火易动血，致病常有吐血衄血、便血尿血；火热入于血分，聚于局部，则发为痈肿疮疡；火邪炎上，扰乱心神，则出现心烦失眠、狂躁妄动。

以火入药能养生

"松风溜溜作春寒，伴我饥肠响夜阑。牛粪火中烧芋子，山人更吃懒残残。"除夕之夜，苏轼前去拜访婉约派词人张先，两位大文豪的年夜饭，竟然是牛粪火烧芋头，并且吃得相当惬意（懒残残）。牛粪可入药，具有清热解毒之效，牛粪火也可治疗疾病。现代藏医中还有一种独特的嗅烟疗法，藏语谓之"龙杜"，即将一种安神藏药撒在牛粪火灰上让其冒烟，让病人用鼻嗅，病人嗅到的这种烟味，能起到镇定、安神的作用，且疗效显著。火不但可以治病，还可以食疗养生。成书于清代的《调鼎集》列举了不同燃料烹煮食物产生的不同养生效果："桑柴火煮物食之，主益人。又煮老鸭及肉等，能令极烂，能解一切毒，秽柴不宜作食。稻穗火烹煮饭食，安人神魂、五脏六腑。麦穗火煮饭食，主消渴润喉，利小便。松柴火煮饭，壮筋骨，煮茶不宜。栎柴火煮猪肉食之，不动风，煮鸡鸭鹅鱼腥等物烂。茅柴火炊者饮食，主明目解毒。芦火、竹火宜煎一切滋补药。炭火宜煎茶，味美而不浊。"

艾灸火疗愈沉疴

"计出火攻伤老病，卧闻鸢堕叹蛮烟。诸贤好试平戎策，敛退无心竞著鞭。"陆游生了一场大病，运用艾灸治疗后霍然而愈，于是有了这首《久病灼艾后独卧有感》。陆游的《老学庵笔记》还记载了一件更为神奇的事情：大观年间，陆游的祖母楚国夫人生病了，百般治疗都不见好转，甚至当时全国最著名的医生都束手无策。正在这时，来了一位相貌清奇的道人，但见他"状貌甚古，铜冠绯氅"，并且口出大言："疾无轻重，一灸立愈。"道人的神奇治疗方法就是用艾草进行"砖灸"。虽然陆游没有记载道人的具体操作步骤，但陆游祖母的疾病却治好了，并且延寿20多年。又过了许多年，陆游的侄子生病又遇到了这位道人，这次道人同样是用灸法治好了他的病。

火疗是最具有民族特色的中医疗法之一，堪称世界医学中的奇葩。洗火酒、拔火罐、疗火熨，火苗飞舞之间，病魔黯然离去，与其说是一种治疗疾病的手段，不如说是一种艺术。据统计，火灸疗法共分为14大类、115种，适应证在300种以上。在《本草纲目》中，专门有"火部"，其中记载了炭火、艾火、针火、灯火、神针火等11种火疗的主治功用。诸般火疗之中，当属艾灸最具有代表性，烟火缭绕、香气氤氲，热气内行，

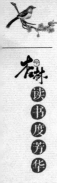

通筋入骨，走脉流经，开关通窍，扶阳固脱，拔毒泻热，起沉疴为康泰，治未病而延年。

"众里寻她千百度，蓦然回首，那人却在，灯火阑珊处。"王国维称之为成大事业、大学问者的第三种境界。本文虽是对中医中"火"的泛泛而谈，但"火"涉及中医的基本理论、基本知识、基本技能等诸多方面，了解一点"火"的知识，也有望见中医大境界之感。

46 | 翩翩蝴蝶恋珠花

伫倚危楼风细细，
望极春愁，
黯黯生天际。
草色烟光残照里，
无言谁会凭阑意。

拟把疏狂图一醉，
对酒当歌，
强乐还无味。
衣带渐宽终不悔，
为伊消得人憔悴。

　　这首《蝶恋花》为柳永的作品，细风、草色、烟光、残阳，组成了一幅黄昏春望图，婉约的笔意里，流露出漂泊异乡的落魄、思念意中人的缠绵。王国维说，古今之成大事业、大学问者，必经过三种之境界，"衣带渐宽终不悔，为伊消得人憔悴"为第二境界。《蝶恋花》原为唐教坊曲，因梁简文帝萧纲的诗句"翻阶蛱蝶恋花情，容华飞燕相逢迎"而得名。春暖花开，百芳争艳，总有翩翩起舞的蝴蝶，留恋其间，给人以无限的美感。在中药本草中，也有四只风姿绰约的蝴蝶花，在百草园中翩翩起舞。

蝴蝶戏珠花

"惟扬一株花，四海无同类。年年后土祠，独比琼瑶贵。中含霞冰芳，外围蝴蝶戏。"据说，韩琦《后土祠琼花诗》中的琼花在宋朝灭亡后就绝迹了，但有一种植物，花型如盘，真花如珠，装饰花似粉蝶，远眺酷似群蝶戏珠，惟妙惟肖，与韩琦描写的琼花十分相似。这种植物，名叫蝴蝶戏珠花，又名蝴蝶花、绣球花、蝴蝶荚蒾。蝴蝶戏珠花为忍冬科荚蒾属灌木或小乔木，根及茎可药用，名为蝴蝶树，又名苦酸汤、蝴蝶木。蝴蝶树性味苦、辛、酸、平，具有清热解毒、健脾消积、祛风止痛的功效，用于疮毒、淋巴结炎、小儿疳积、风热感冒、风温痹痛的治疗。

蝴蝶花

"漫展柔姿碧玉台，翩翩蝶影舞情怀。分明梁祝前生愿，比翼双飞伴月来。"这首诗的题目为《蝴蝶花》，蝴蝶花又名日本鸢尾，为鸢尾科鸢尾属植物。蝴蝶花叶色优美、花枝挺拔，花色大多为蓝紫色，花形似翩翩起舞的蝴蝶，仿佛一只只蓝色蝴蝶飞舞于绿叶之间，要将春的消息传到远方。蝴蝶花的全草和根茎均可入药，全草名为蝴蝶花，根茎名为扁竹根。蝴蝶花性味苦、寒，有小毒，具有清热解毒、消肿止痛的功效。

扁竹根性味苦、辛、寒，有小毒，具有消食、杀虫、通便、利水、活血、止痛、解毒的功效，用于食积腹胀、虫积腹痛、热结腹痛、热结便秘、水肿、癥瘕、臌胀、久疟、牙痛、咽喉肿痛、疮肿、瘰疬、跌打损伤、子宫脱垂、蛇犬咬伤的治疗。

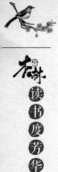

三色堇

"道旁的三色堇，并不吸引漫不经心的眼睛，它以这些散句断章柔声低吟。"（泰戈尔）三色堇原产欧洲，为堇菜科堇菜属植物，因花有紫、白、黄三种颜色对称地分布在五个花瓣上，构成的图案，形同猫的两耳、两颊和一张嘴，故又名猫儿脸。又因整个花被风吹动时，如翻飞的蝴蝶，所以又有蝴蝶花、游蝶花的别名。三色堇以全草入药，性味苦、寒，归肺经，具有清热解毒、止咳的功效，用于疮疡肿毒、小儿湿疹、小儿瘰疬、咳嗽的治疗。《本草纲目》记载："三色堇，性表温和，其味芳香，引药上行于面，去疮除疤，疮疡消肿。"《中国药用植物图鉴》记载："为止咳剂，苏联民间用治小儿瘰疬。"《台湾药用植物志》记载："全草对小儿皮肤病患者，为清血药；昔日用为利尿药及发汗药，或作轻泻剂。治皮肤病（湿疹），腺病质。"三色堇还具有良好的美容作用，新鲜三色堇叶泡茶，内服外敷，可治疗青春痘。

龙头兰

"手培兰蕊两三栽，日暖风和次第天。坐久不知香在室，推窗时有蝶飞来。"（元代余同麓《咏兰》）兰科白蝶兰属植物龙头兰，长叶抱茎，开大白花，三瓣品列（萼片），内复擎出白瓣（唇瓣），形如蜂蝶，双翅首尾，宛然具足，大瓣下又出一尾（距），长三寸许，质既皓洁，形复诡异，秋风披拂，栩栩欲活，故又名鹅毛白蝶花。龙头兰以块茎入药，名为白蝶花，又名和气草、兔耳草、土玉竹、鸡卵参，性味甘、微温，具有补肾壮阳、健脾的功效，用于肾虚腰痛、慢性肾炎、睾丸炎、脾胃虚弱的治疗。

"雨前初见花间蕊，雨后兼无叶里花。蛱蝶飞来过墙去，却疑春色在邻家。"（唐代王驾《雨晴》）百花盛开的时候，翩翩起舞的蝴蝶留恋其间，给人以春的气息。蝴蝶戏珠花、蝴蝶花、三色堇、龙头兰虽为不同科属的植物，但开出的花朵均似蝴蝶，给人以无限的美感。三者均可入药，皆散发出淡淡的药香。

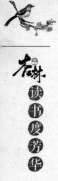
47 | 消灾祛病菩萨蛮
以菩萨命名的中药及其药用价值

平林漠漠烟如织，

寒山一带伤心碧。

暝色入高楼，

有人楼上愁。

玉阶空伫立，

宿鸟归飞急。

何处是归程？

长亭更短亭。

这首《菩萨蛮》相传为李白所作，历来被尊为"百代词曲之祖"。据《杜阳杂编》说："大中初，女蛮国入贡，危髻金冠，璎珞被体，号为菩萨蛮，当时倡优遂制《菩萨蛮曲》，文士亦往往声其词。"这便是词牌《菩萨蛮》的由来。暮霭沉沉，平林漠漠，寒山苍翠，危楼掩映，围楼之上，如玉人儿空伫立。宿鸟尚且归飞急，心上人儿何处是归程？全词结构呈网状，情景交织，句与句之间紧密相扣，各句间含义也相互交织，创造了一个浑然天成的意境，受到很高的评价。

佛教传入中国已有2000余年的历史，和中国本土文化互相融合，成为中华传统文化不可分割的一部分。佛经说："佛为医师，法为药方，僧为看护，众生如病人。"本土化的佛教和中医也产生了千丝万缕的联系，下面将一些和菩萨相关的中药做简单介绍。

菩提

"菩提本无树，明镜亦非台。本来无一物，何处惹尘埃！"菩萨一词是"菩提萨埵"的略称，"菩提"意译为"觉"，"萨埵"意译是"众生"或"有情"（一切有情众生）。相传，释迦牟尼经过多年的修炼，终于在菩提树下静坐了7天7夜，战胜了各种邪恶诱惑，在天将拂晓，启明星升起的时候，获得大彻大悟，成为佛陀。菩提树一般指的是椴树科椴树属植物南京椴，它的花，以及树皮、根、根皮均可入药，分别名为菩提树花、菩提树皮。市场上出售的菩提子，并非是南京椴的种子，而是多种热带、亚热带坚果类植物的种实。

菩提树花为南京椴的花序，内含大量黏液和挥发油，油中主要含金合欢醇及一种有发汗作用的苷。菩提树花性味辛、微温，归肺经，具有发汗解表、止痛镇痉的功效，用于风寒感冒、头身疼痛、惊痫的治疗。菩提树皮为南京椴的树皮、根及根皮，性味辛、温，归肺经，具有补虚止咳、活血散瘀的功效，用于劳伤乏力、久咳、跌打损伤的治疗。

观音

"瓶中甘露常时洒，手内杨柳不计秋。千处祈求千处现，苦海常作渡人舟。"（《观音菩萨偈》）观世音菩萨是慈悲和智慧的象征，无论在大乘佛教还是在民间信仰，都具有极其重要的地位。以观音命名的中药有观音竹、观音苋、观音莲等。

观音竹又名蛇儿参、水麦冬、骑马参、龙爪参、双肾草、走肾草，为兰科植物舌唇兰的带根全草，性味甘、平，具有补气润肺、化痰止咳、解毒的功效，用于病后虚弱、肺热咳嗽、痰喘气壅、白带、虚火牙痛、毒蛇咬伤的治疗。在一些地方，凤尾竹也被称为观音竹，凤尾竹的叶、叶芽也可入药，性味甘、凉，归心、膀胱经，具有清心除烦、清热利尿的功效，用于外感发热、神昏谵语、手足心热、心烦、小便不利、淋涩不通的治疗。

观音苋为菊科三七草属植物观音苋的全草，性味辛、甘、凉，具有凉血止血、解毒消肿的功效，用于咳血、崩漏、外伤出血、痛经、痢疾、疮疡肿毒、跌打损伤、溃疡久不收敛的治疗。

观音莲又名海草，为稀子蕨科植物稀子蕨的全草，性味微苦、平，归肝经，煎汤内服，具有祛风除湿、止痛的功效，用于风湿骨痛、跌打伤痛、疝气痛的治疗。

滴水观音是一种常见的观赏植物，它是天南星科海芋属植物海芋的商品名。在《本草纲目》中，海芋也被称为观音莲，它的全株有毒，根茎或茎经特殊炮制后也可入药。海芋性味辛、寒，有毒，具有清热解毒、行气止痛、散结消肿的功效，用于流感、感冒、腹痛、肺结核、风湿骨痛、疔疮、痈疽肿毒、斑秃、疥癣、肠伤寒、虫蛇咬伤等的治疗。

在湖南，藤黄科金丝桃属植物地耳草也被称为观音莲，地耳草以全草入药，中药名为田基黄，性味甘、微苦、凉，归肺、肝、胃经，具有清热利湿、解毒消肿的功效，用于湿热黄疸、泄泻、痢疾、肠痈、肺痈、痈疖肿毒、乳蛾、口疮、目赤肿痛、毒蛇咬伤、跌打损伤的治疗。

文殊

"文殊师利大圣尊，十方诸佛以为母；一切如来初发心，皆因文殊教化力。"（《大乘心地观经》）文殊菩萨代表聪明智慧，以文殊命名的中药有文殊兰、文殊兰果、西南文殊兰等。文殊兰为石蒜科文殊兰属植物，它的叶、果实、鳞茎均可入药，分别名为罗裙带、文殊兰果、罗裙带根。文殊兰果鲜品捣敷，具有活血消肿的功效，可治疗跌打肿痛。

文殊兰的叶即罗裙带，其性味辛、凉，有毒，具有清热解毒、祛瘀止痛的功效，用于热疮肿毒、头痛、痹痛麻木、跌打瘀肿、骨折、毒蛇咬伤的治疗。

文殊兰的根性味辛、凉，有毒，具有清热解毒、散瘀止痛的功效，用于痈疽疮肿、咽喉肿痛、疥癣、牙痛、风湿关节痛、跌打损伤、毒蛇咬伤的治疗。

西南文殊兰为石蒜科文殊兰属植物西南文殊兰的叶，性味辛、苦、凉，有小毒，具有活血祛瘀、通络止痛、清热解毒的功效，内服或外用，可用于跌打损伤、骨折、关节痛、牙痛、恶疮肿毒、痔疮、带状疱疹、牛皮癣的治疗。

普贤

"大行菩萨称普贤，重重愿海浩无边。端严示坐六牙象，智慧化生七宝莲。"（《普贤菩萨赞》）普贤菩萨是礼德和大行愿的象征，以普贤命名的中药有普贤菜。普贤菜为十字花科大叶碎米荠属植物大叶碎米荠的全草，性味甘、淡、平，具有健脾利水、凉血止血的功效，用于脾虚、水肿、小便不利、白带崩漏、尿血的治疗。

在佛教中，菩萨协助佛陀传播佛教、救助众生。在中药房中，也有许多和菩萨相关的中药，协助人们远离病痛、战胜病魔。认识和了解这些中药，合理运用，可以消灾祛病。

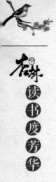

48 │ 亦诗亦药话春柳

深院谁家？

门外秋千，墙头红粉，

酒醒处，残阳乱鸦。

行人一棹天涯。

春在梨花。

雨后寒轻，风前香软，

吴王故苑，柳泉烟斜。

岸草平沙。

这首《柳梢青》是北宋和尚仲殊的代表作，全词留有一种悠然不尽的神韵。柳树是人工栽培最早、分布最广的植物之一，不但经济价值巨大，而且姿态秀美，宜于观赏，自古就是文人骚客抒发情感的对象。古代有"榆树救荒，柳树祛病"的说法，柳树因其巨大的药用价值，千百年来一直是百姓健康的保护神。

柳叶

"碧玉妆成一树高，万条垂下绿丝绦。不知细叶谁裁出，二月春风似剪刀。"（贺知章《咏柳》）垂柳的叶也是一味良药，性味苦、寒，归肺、肾、心经，具有清热、解毒、利尿、平肝、止痛、透疹的功效，用于慢性气管炎、尿道炎、膀胱炎、膀胱结石、白浊、高血压、痈疽肿毒、烫火伤、关节肿痛、牙痛、痧疹、皮肤瘙痒的治疗。临床用柳叶治疗炎症感染、传染性肝炎、高血压、地方性甲状腺肿、出血性结膜炎等疾病，均取得了良好疗效。

柳花

"风吹柳花满店香，吴姬压酒劝客尝。金陵子弟来相送，欲行不行各尽觞。请君试问东流水，别意与之谁短长？"（李白《金陵酒肆留别》）春风吹着柳花的清香飘进金陵的酒店，看到此情此景，和友人分别的李白也

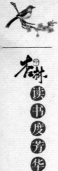
感到彷徨。柳花又名杨花、柳椹、柳蕊，为杨柳科植物垂柳的花，性味苦、寒，具有祛风利湿，止血散瘀的功效，用于风水、黄疸、咳血、吐血、便血、血淋、经闭、疮疥、齿痛的治疗。杨花烧存性，入麝香少许搽，可治疗走马牙疳；柳花，煎汤饮之，可治疗热郁小水不通。

柳枝

"清江一曲柳千条，二十年前旧板桥。曾与美人桥上别，恨无消息到今朝。"看到清江岸边的柳枝，刘禹锡想到了初恋的情人，写下了这首《柳枝词》。柳枝又名杨柳条、柳条，为垂柳的枝条。柳枝性味苦、寒，归胃、肝经，具有祛风利湿、解毒消肿的功效，用于风湿痹痛、小便淋浊、黄疸、风疹瘙痒、疔疮、丹毒、龋齿、龈肿的治疗。临床用柳枝治疗冠状动脉粥样硬化性心脏病、慢性支气管炎、传染性肝炎、烧烫伤等，均取得了良好疗效。

柳根

"翠色连荒岸，烟姿入远楼。影铺秋水面，花落钓人头。根老藏鱼窟，枝低系客舟。萧萧风雨夜，惊梦复添愁。"（鱼玄机《赋得江边柳》）在唐朝女诗人鱼玄机的眼里，江边柳树的根里，竟然藏着许多鱼。柳根为垂柳的根及须状根，性味苦、寒，具有利水通淋、祛风除湿、泻火解毒的功效，用于淋证、白浊、水肿、黄疸、痢疾、白带、风湿疼痛、黄水湿疮、牙痛、烫伤、乳痈的治疗。

柳屑

"曾逐东风拂舞筵，乐游春苑断肠天。如何肯到清秋日，已带斜阳又带蝉。"（李商隐《柳》）在对政治前途心灰意冷的李商隐眼里，柳树也是病恹恹的，上面有蝉还有虫子。垂柳茎枝蛀孔中的蛀屑，也是一味良药，名为柳屑，又名柳蚛屑、柳蛀粪，性味苦、寒，具有祛风、除湿、止痒的功效，用于筋骨疼痛、湿气腿肿的治疗。

柳絮

"白雪纷纷何所似？未若柳絮因风起。"谢道韫用柳絮比喻白雪纷纷，表现出自己杰出的诗词才华，后世常用"咏絮才"形容有才华的女子。柳絮又名柳实、柳子，是垂柳的带毛种子，性味苦、凉，具有凉血止血、解毒消痈的功效，用于吐血、创伤出血、痈疽、恶疮的治疗。

柳白皮

"皮枯缘受风霜久，条短为应攀折频。但见半衰当此路，不知初种是何人。"（白居易《题州北路傍老柳树》）看见路旁的柳树皮因风霜而干枯，白居易发出无限的感慨。柳树的树皮或根皮也可入药，名为柳白皮，又名柳皮，性味苦、寒，具有祛风利湿、消肿止痛的功效，用于风湿骨痛、风肿瘙痒、黄疸、淋浊、白带、乳痛、疔疮、牙痛、汤火烫伤的治疗。

"波穿十里桥连寺，絮压千家柳送春。"（赵嘏《题开元寺水阁》）芳柳吐翠，预示着鸟语花香的春天的到来，在欣赏柳袅烟斜的美景时，您可曾想过，这婀娜多姿的柳树，竟然包含柳叶、柳花、柳枝、柳根、柳屑、柳絮、柳白皮等7种治病的良药，合理运用，也能给患者送来生机勃勃的春天。

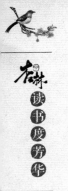

老谢
读书度芳华

橘井撷华

49 │ 桃之夭夭药香浓

玉楼深锁薄情种，
清夜悠悠谁共？
羞见枕衾鸳凤，
闷则和衣拥。

无端画角严城动，
惊破一番新梦。
窗外月华霜重，
听彻梅花弄。

这首《桃源忆故人》是秦观的代表作，整首词层次分明、意境凄婉，别具韵味。陶渊明在《桃花源记》中为人们描绘了一个落英缤纷、芳草鲜美、鸡犬相闻的人间仙境。古人因地怀人，向往人间仙境，吟咏不绝，如王维的"笑谢桃源人，花红复来觌"，杜甫的"缅思桃源内，益叹身世拙"等，词牌《桃源忆故人》的名称大概因此而来。

桃是原产于我国的古老树种，在河姆渡遗址和二里头遗址中，就曾发掘出野生桃核。在《礼记》中，桃是祭祀用的五果之一；在《左传》中，就有用桃弧棘矢辟邪的记载。"桃之夭夭，灼灼其华。之子于归，宜其室家。"在《诗经·周南》里，用鲜艳美丽的桃花比兴宜其室家的新妇；"园有桃，其实之肴。心之忧矣，我歌且谣"在《诗经·魏风》里，用园林里的桃实比兴忧国忧民的大夫臣子。在中国传统文化里，桃花象征着春天、爱情、美颜与理想世界，枝木用于驱邪求吉，桃果象征着长寿、健康、生育。桃树的花叶、枝木、子果都烛照着民俗文化的光芒。在中医药里，桃树的种子（桃仁）、果实（桃子）、果实上的毛（桃毛）、幼果（碧桃干）、叶（桃叶）、花（桃花）、幼枝（桃枝）、除去栓皮的树皮（桃茎白皮）、树皮中分泌出来的树脂（桃胶）、根或根皮（桃根）均可入药，飘散着中药文化的淡淡幽香。

　　桃仁　"汉帝看桃核，齐侯问枣花。上元应送酒，来向蔡经家。"（庾信《道士步虚词》）据《汉武故事》说，汉武帝拜会西王母时，"（王母）因出桃七枚，母自啖二枚，与帝五枚，帝留核着前，王母问曰：'用此何为？'上曰：'此桃美，欲种之。'母笑曰：'此桃三千年一着子，非下土所植也。'"西王母的桃核虽不可种植，桃核中的桃仁却是活血祛瘀类中药的代表。桃核性味苦、甘、平，有小毒，归心、肝、大肠经，具有活血祛瘀、润肠通便的功效，用于经闭、痛经、癥瘕痞块、跌仆损伤、肺痈、肠痈、肠燥便秘的治疗。

桃子 "海上蟠桃易熟，人间好月长圆。"（晏殊《破阵子》）相传，住在海外仙山的寿星，手中就捧着一个硕大的成熟仙桃。桃子肉质鲜美，含热量较低，富含钾和铁，适合水肿和缺铁性贫血患者食用，素有"寿桃""仙桃"和"天下第一果"的美称。中医认为，桃子性味甘、酸、温，归肺、大肠经，具有生津、润肠、活血、消积的功效，用于津少口渴、肠燥便秘、闭经、积聚的治疗。孙思邈认为肺病宜食桃，崔禹锡认为食桃养肝气，《日华子》记载食桃"益色"，民间有"桃宝杏伤人"的说法。

桃毛 "毛桃犹带蕊，青杏已团枝。"（李鹰《春日即事》）桃子虽好，桃毛却令人讨厌，容易导致过敏，其实桃毛也是一味中药。桃毛性味辛、平，有微毒，具有活血、行气的功效，煎汤服用可治疗血瘕、崩漏、带下。

碧桃干 "可美瑶池碧桃树，碧桃红颊一千年。"（李商隐《石榴》）瑶池的仙桃三千年才成熟，一千年的桃子，只能算作碧桃干了。碧桃干性味酸、苦，平，归肺、肝经，具有敛汗涩精、活血止血、止痛的功效，用于盗汗、遗精、心腹痛、吐血、妊娠下血的治疗。

桃叶 "桃叶传情竹枝怨，水流无限月明多。"（刘禹锡《堤上行》）相传桃叶是东晋王献之的小妾，王献之对桃叶特别喜爱，常对着她唱情歌。而自然界的桃叶却是一味良药，性味苦、辛、平，归脾、肾经，具有祛风清热、燥湿解毒、杀虫的功效，用于外感风邪、头风、头痛、风痹、湿疹、痈肿疮疡、癣疮、疟疾、阴道滴虫的治疗。

桃花 "黄师塔前江水东，春光懒困倚微风。桃花一簇开无主，可爱深红爱浅红。"（杜甫《江畔独步寻花》）春光明媚，诗人喜爱桃花、欣赏桃花的喜悦之情跃然纸上。桃花性味苦、平，归心、肝、大肠经，具有利水通便、活血化瘀的功效，用于小便不利、水肿、痰饮、脚气、石淋、便秘、癥瘕、闭经、癫狂、疮疹等的治疗。

桃枝　"客路那知岁序移，忽惊春到小桃枝。"（赵鼎《鹧鸪天》）身居他乡，整日奔波忙碌，忽然看到桃枝上的桃花含苞欲放，原来春天来了。桃枝性味苦、平，归心、肝经，具有活血通络、解毒杀虫的功效，用于心腹刺痛、风湿痹痛、跌打损伤、疮癣的治疗。

桃茎白皮　"樽中欢伯解人意，乞我桃皮杏眼红。"（王炎《陪留宰游灌溪回饮县圃六绝》）用桃皮杏眼红比喻人喝醉酒的神态，却也形象。桃茎白皮性味苦、辛、平，归肺、肝、脾、胃经，具有清热利湿、解毒杀虫的功效，用于水肿、痧气腹痛、风湿关节痛、肺热喘闷、喉痹、牙痛、疮痈肿毒、瘰疬、湿疮、湿癣的治疗。

桃胶　"桃胶迎夏香琥珀，自课越佣能种瓜。"（李贺《南园》）桃胶虽然廉价，但外形和香气，却和名贵的琥珀相似。桃胶性味苦、平，归大肠、膀胱经，具有和血、通淋、止痢的功效，用于血瘕、石淋、痢疾、腹痛、糖尿病、乳糜尿的治疗。

桃根 "桃在露井上，李树在桃旁，虫来啮桃根，李树代桃僵。"（郭茂倩《乐府诗集》）这句诗原本比喻兄弟互相爱护、共同面对困难，后来却演变为代人受过。桃根性味苦、平，归肝、心、胃、大肠经，具有清热利湿、活血止痛、消痈肿解毒的功效，用于黄疸、痧气腹痛、腰痛、跌打损伤、风湿痹痛、闭经、吐血、衄血、痈肿、痔疮的治疗。

韦庄的《庭前桃》诗说："曾向桃源烂漫游，也同渔父泛仙舟。皆言洞里千株好，未胜庭前一树幽。"阳春三月，当家乡桃树烂漫开放的时候，你是否还梦绕桃源。桃源缥缈，雾杳烟迷，庭前桃树，却包含着桃仁、桃子、桃毛、碧桃干、桃叶、桃花、桃枝、桃茎白皮、桃胶、桃根 10 种中药，有着实实在在的功效。

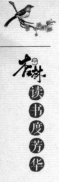

50 │ 阮郎归来忆胡麻

江南江北雪漫漫，

遥知易水寒。

同云深处望三关。

断肠山又山。

天可老，海能翻。

消除此恨难。

频闻遣使问平安。

几时鸾辂还。

这首《阮郎归》是南宋词人向子諲的作品。大江南北，漫天皆白，对此雪景，词人并没有"能饮一杯无"的雅致，而是遥想到了更加寒冷的北国，因为那里关押着曾经的大宋天子。紧接着，词人直抒胸臆，"天可老，海能翻"，国仇家恨怎能忘怀！频频问候，时常挂念，被俘的徽钦二帝何时才能返还。

胡麻的传说和养生功效

　　《阮郎归》词音调充满了凄婉哀伤的色彩，之所以如此，和一个凄婉的传说有关。相传东汉年间，有刘晨、阮肇二人去天台山采药，在山上偶遇两位仙女，便跟随她们入了家中，食胡麻饭，又行了夫妻之礼。后来二人思归甚苦，回去以后则看到乡邑零落，已经过去十世。这二人再上山去，仙女早已不知所踪，阮肇因此看破红尘，进山修道去了。后人对刘晨、阮肇遇仙食胡麻饭的故事吟咏不绝，如李孝光《水龙吟》词："想胡麻饭熟，只应流出，向桃源路。"留元刚《满江红》词："恰仙游，一枕梦醒来，胡麻熟。"牟融《题道院壁》诗："神枣胡麻能饭客，桃花流水荫通津。"那么，胡麻究竟是什么呢？南宋庄绰的《鸡肋编》说："（油）惟胡麻为上，俗呼芝麻"，原来，胡麻就是芝麻。《本草纲目》说："胡麻取油，以白者为胜，服食以黑者为良。"中医里的胡麻一般指的是黑芝麻，在《神农本草经》里名为

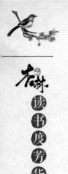

巨胜。陶弘景说："淳黑者名巨胜。巨者，大也，是为大胜。本生大宛，故名胡麻。"

服食黑芝麻虽然不能成仙，但却有很好的食疗养生作用。《神农本草经》说服食黑芝麻具有"主伤中，虚羸，补五内，益气力，长肌肉，填脑髓"的功效。《本草纲目》称"服（黑芝麻）至百日，能除一切痼疾。一年身面光泽不饥，二年白发返黑，三年齿落更生。"现代研究表明，黑芝麻除含有丰富的不饱和脂肪酸和优质蛋白外，还含有糖类、维生素A、维生素E、卵磷脂、钙、铁、铬等营养成分。每百克黑芝麻中含钙接近800毫克，是牛奶的4倍，堪称补钙佳品；黑芝麻富含芝麻素和钾，具有降血压作用；黑芝麻水提液能够促使酪氨酸酶表达，具有乌发润发作用；黑芝麻中富含丰富的天然维生素E和亚油酸，具有养颜润肤作用；黑芝麻富含维生素E和镁元素，具有提高生育能力的作用；黑芝麻能抑制葡萄糖的吸收，具有降血糖作用。此外，黑芝麻还具有减肥塑身、抗衰老、抵抗辐射等作用。历史上的文人雅士，也喜欢服食黑芝麻养生。王维《奉和圣制幸玉真公主山庄因题石壁十韵之作应》说："御羹和石髓，香饭进胡麻。"王昌龄《题朱炼师山房》诗说："百花仙酝能留客，一饭胡麻度几春。"

胡麻入诗功效多

"胡麻大宛本来真，仙饭天台凤有因。白术并行肠不滑，丹砂同煮力称神。焦烦燥结能滋润，痛瘗风淫易屈伸。何法却教苗茂盛，归时夫妇种须均。"（清代赵瑾叔《胡麻》）黑芝麻性味甘、平，归肝、脾、肾经，具有养血益精、润肠通便的功效，主治肝肾精血不足所致的头晕耳鸣、腰脚痿软、须发早白、肌肤干燥、肠燥便秘、妇人少乳、痈疮湿疹、风癞疬疬、小儿瘰疬、烫火伤、痔疮等证。

梅尧臣在《种胡麻》一诗中说："胡麻养气血，种以督儿曹。"黑芝麻具有养血益精之功。刘完素说："治风先治血，血活则风去。胡麻入肝益血，故风药中不可阙也。"《食医心镜》中的巨胜酒用黑芝麻三升（炒）、薏苡仁一升、生干地黄半升（切）在酒中泡制而成，具有治老人风虚痹弱、脚膝无力、筋挛疼痛的作用;《医灯续焰》中的巨胜丸用黑芝麻、白茯苓、甘菊花各等分炼蜜为丸制成，用于风眩、白发的治疗，有返白发为黑之功;《方脉正宗》记载，胡麻一斤、白术八两、威灵仙（酒炒）四两，共研为末，每早服五钱，白汤调下，可以治疗一切风湿，腰脚疼重，并游风行止不定。据《本草纲目》记载：用新胡麻一升，熬香后，捣烂。每日吞服适量，以姜汁、蜜汤、温酒送下均可，可治疗腰脚疼痛；用胡麻熬熟，研强烈，取五升加酒一升，泡一夜后随意饮用，可治疗手脚酸痛、微肿；用胡麻炒焦，乘热捣烂泡酒饮用，饮后暖卧，以出微汗为好，可治疗偶感风寒。

金代诗人段成己《临江仙》词中说："软肠一钵有胡麻。纷纷身外事，渺渺眼中花。"段成己钵中的胡麻能"软肠"，还可以治疗眼睛昏花，他所说的胡麻更像是以胡麻为主要原料制成的桑麻丸。据《医级》记载，用桑叶（经霜者，去梗筋，晒枯）、黑芝麻（炒）等分，为末，以糯米饮捣丸（或炼蜜为丸），名为桑麻丸，日服四五钱，勿间断，可治疗肝肾不足、时发目疾、皮肤燥涩、大便闭坚;《景岳全书》中的麻仁丸由芝麻、杏仁、大黄、山栀制成，主治大便秘结、胃实能食、小便热赤。

宋代诗人何梦桂在《赠天台遇仙翁》诗中说:"炼养火鼎成黄芽，日斋蔓菁饭胡麻。"诗中所写，也是一个药方。据《本草纲目》记载，用胡麻子、蔓菁子各五合，炒黄，装袋中，以水三升浸泡，每饭前取服一钱，可治疗热淋。

"糯米粉，芝麻盐，全为姐姐手亲研。个中滋味个中爱，尽在妈妈一碗间。"在从前的北方农村，坐月子的妇女有吃芝麻盐的习俗，芝麻盐不仅是美味的调料，而且是具有食疗作用的中药。据《本草纲目》记载，用胡麻炒过，研细，加盐少许服下，可治疗妇女乳少。

《玉楸药解》说:"(胡麻)医一切疮疡，败毒消肿，生肌长肉。"黑芝麻外用，对于感染性疾病有良好的治疗作用。用黑芝麻(烧灰)、针砂，等分为末，加醋调敷患处，可治疗疔肿恶疮;用黑芝麻煎汤洗，可治疗痔疮肿痛;用生黑芝麻嚼烂敷涂，可治疗坐板疮疥;用黑芝麻生研如泥，涂擦伤处，可治疗汤火伤;用黑芝麻炒黑，捣烂敷涂，可治疗痈疮不合；用黑芝麻五升、水一斗，煮取五升，含漱吐之，可以治疗牙龈肿痛；用黑芝麻炒焦乘热捣烂敷之，可以治疗小儿软疖；用黑芝麻、连翘等分，为末，频频食之，可治疗小儿瘰疬；用捣黑芝麻涂之，可治疗阴痒生疮；用黑芝麻、白芝麻各20克，炒黄研成细末，川贝母10克，研细，加麻油调成泥糊状，涂敷患处，可治疗乳头皲裂。

王建在《隐者居》中说："何物中长食，胡麻慢火熬。"黑芝麻营养丰富，具有补肝肾、润五脏之功，一年四季均可食用，尤其适合在气候寒冷的冬季食用，可起到滋阴补肾、益精填髓作用，提高食用者对寒冷的抵抗力。但需要注意的是，黑芝麻含油脂多，脂溢性脱发患者不宜食用，高脂血症患者应适量食用；黑芝麻通便力甚强，有腹泻、白带较多者不宜食用；炒过的黑芝麻较为性热，胃热患者宜少食用。

51 ｜ 一剪梅花两样娇

红藕香残玉簟秋，

轻解罗裳，独上兰舟。

云中谁寄锦书来？

雁字回时，月满西楼。

花自飘零水自流，一种相思，

两处闲愁。

此情无计可消除，

才下眉头，却上心头。

这首词是宋代女词人李清照的代表作之一，词牌名为《一剪梅》。荷残香消，竹席冷滑，不觉已深秋。换下薄纱罗裙，独泛一叶兰舟，仰头凝望远天，但见雁阵惊寒，谁将锦书寄来？空有月光皎洁，洒满西楼。落花飘零，秋水自流，离愁别恨两地思悠悠，才下眉头，却上心头。此词作于李清照与丈夫赵明诚离别之后，寄寓着作者不忍离别的一腔深情，反映出初婚少妇沉溺于情海之中的纯洁心灵。此词字字珠玑，句句动情，堪为《一剪梅》词牌中的翘楚。

自古以来，吟咏梅花的诗词不计其数，却因北宋周邦彦词中有"一剪梅花万样娇"句，取前三字为调名《一剪梅》，是为词牌《一剪梅》的由来。后来，又因南宋韩淲词有"一朵梅花百和香"和"不换金章"句，该词牌又名《腊梅香》，因为"金章"形容的是颜色蜡黄的蜡梅。一个词牌，两个名字，但其实，周邦彦"一剪梅花万样娇"中的梅花，和韩淲"一朵梅花百和香"的蜡梅，根本就不是一个物种。下面，我们从中医药的角度，看看这两种"梅花"有什么区别。

梅

为蔷薇科杏属（或李属）植物，是落叶小乔木，高可达 10 米，也叫酸梅、黄仔、合汉梅、白梅花、绿萼梅、绿梅花。梅的根（梅根）、叶（梅叶）、带叶枝条（梅梗）、花蕾（梅花）、未成熟果实（青梅）、经过熏焙的近成熟果实（乌梅）、经过盐渍的果实（白梅）、种仁（梅核仁）均可入药。一种植物而产生8种中药，梅也算得上中药材中的极品。

乌梅 "摽有梅，其实七分！"《诗经·周南》中的这句诗，说的就是乌梅。树上的乌梅成熟了，纷纷掉落。小伙子拿着竹筐捡了满满一筐，送给自己的心上人，借以表达爱意。《诗经》中的乌梅故事如此浪漫，难怪现在超市里的蜜饯乌梅，仍旧是姑娘们的最爱。

除了食用，乌梅还是一味重要的中药。乌梅又名梅实、黑梅、熏梅、橘梅肉，为梅的近成熟果实，经烟火熏制而成。乌梅性味酸、涩、平，归肝、脾、肺、大肠经，具有敛肺止咳、涩肠止泻、止血、生津、安蛔的功效，用于久咳不止、久泻久痢、便血尿血、崩漏、虚热烦渴、蛔厥腹痛、疮痈胬肉等证的治疗。乌梅与紫菀、五味子、川贝母配伍，用于肺虚久咳的治疗；乌梅与诃子、肉豆蔻、川木香配伍，用于久泻久痢的治疗；乌梅与天花粉、麦冬、葛根配伍，用于虚热烦渴的治疗；乌梅与干姜、细辛、槟榔、使君子配伍，用于蛔厥腹痛的治疗。

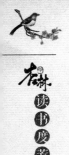

白梅 "若作和羹，尔唯盐梅"，《书经》中的白梅是一种调味品；"桃诸梅诸卵盐"，在《礼记》中，白梅也是不可或缺的。白梅又名盐梅、霜梅、白霜梅，为梅的未成熟果实，经盐渍而成。除了作为调味品，白梅还是一味中药。白梅性味酸、涩、咸、平，归肝、肾经，具有利咽生津、涩肠止泻、除痰开噤、消疮止血的功效，用于咽喉肿痛、烦渴呕恶、久泻久痢、便血、崩漏、中风惊痫、痰厥口噤、梅核气、痈疽肿毒、外伤出血等证的治疗。用白梅捣敷或煅存性研末调敷外用，有止血、收敛伤口的作用；将白梅煎汤饮用，用来辅助治疗霍乱吐利；白梅与桔梗、白芷、防风、猪牙皂角配伍，用于喉痹的治疗。

梅核 1975年，中国考古人员在安阳殷墟商代铜鼎中发现了梅核，这说明早在3200年前，梅已用于食品和医疗领域。梅核性味酸、平，具有清暑、明目、除烦的功效，用于暑热霍乱、烦热、视物不清等证的治疗。将梅核同丝瓜叶捣烂，用冷水调灌，用于暑期霍乱的治疗；梅核熟捣，以淳苦酒和敷之，可用来治疗代指（代指即指、趾外伤感染或火毒蕴结而成的指甲两旁及指甲内急性化脓性感染）。

青梅　1800年前，在征张绣的路上，曹操一招望梅止渴，口干舌燥的士兵顿时满口生津，津伤口渴之症顿无，不久，张绣归附，曹操完胜。《日用本草》说："（青梅）生津液，止焦渴。"原来，是青梅帮助曹操取得了胜利。许昌城中，曹操和刘备一边吃着青梅，一边喝着小酒，一边品评天下英雄，是为青梅煮酒，千百年来，令多少英雄人物心驰神往。《药性纂要》说："（青梅）得木气之全，为肝之果，肝病宜食"，喝酒不伤肝，曹操和刘备想得挺周全。

青梅是梅的未成熟果实，性味酸、平，有利咽生津、涩肠止泻、利筋脉的功效，用于咽喉肿痛、喉痹、津伤口渴、筋骨疼痛等证的治疗。青梅配伍木香、木通、黄芩、紫苏、砂仁、薄荷，可用于痢疾的治疗；用青梅酒擦拭患部，有治疗风湿骨痛、坐骨神经痛、扭挫伤、腰肌劳损、腰痛的作用。

梅花　"绝讶梅花晚，争来雪里窥"（南梁简文帝萧纲《雪里觅梅花》），"当年腊月半，已觉梅花阑"（庾信《梅花》）。南北朝时，南朝君臣的注意力，突然从梅的果实转移到梅的花蕾，对这种原本"寂寞开无主"的花朵吟咏不绝。"忆梅下西洲，折梅寄江北"，上行下效，就连南朝的普通百姓，也开始欣赏梅花。随着隋唐的大一统，南朝君臣投降的同时，也将梅花文化带至全国。随后，不仅培育出五颜六色的梅花，梅花也成为中华民族的精神象征，象征坚韧不拔、不屈不挠、奋勇当先、自强不息的精神品质，受到人们的赞美和爱戴。

梅花除了观赏，还可入药。1月花未开时采摘梅花花蕾，及时低温干燥，便得到中药梅花，又名白梅花、绿萼梅、绿梅花。梅花性味苦、微甘、微酸、凉，归肝、胃、肺经，具有疏肝解郁、开胃生津、化痰的功效，用于肝胃气痛、胸闷、梅核气、暑热烦渴、食欲不振、妊娠呕吐、瘰疬结核、痘疹等的治疗。用梅花泡茶饮用，有治疗妊娠呕吐的作用；用梅花、玫瑰花泡茶饮用，有治疗咽部异物感、上部食管痉挛的作用。

梅梗　"疏影横斜水清浅，暗香浮动月黄昏"，北宋诗人林逋的这句诗被誉为千古咏梅绝唱。其中"疏影横斜"指的就是梅梗。梅梗为梅的带叶枝条，具有理气安胎之功效，主治妇女小产。《本草纲目拾遗》引《道听集》保产神效方记载："治妇人三月久惯小产，梅梗三五条，煎浓汤饮之，复饮龙眼汤。"

梅叶 "浦边梅叶看凋落，波上双禽去寂寥。"在唐代诗人李绅的笔下，西湖寂寥，梅叶凋落，烘托出一片离愁别绪。7～10月采摘梅叶，晒干或鲜用，就成了中药梅叶。梅叶性味酸、平，归胃、大肠经，具有清热解毒、涩肠止痢的功效，用于痢疾、崩漏的治疗。梅叶120克，水煎对白糖服用，有防治麻疹的作用。《日华子本草》记载："（梅叶）煎浓汤，治休息痢并霍乱。"

梅根 "纵之顺之，毁其盆，悉埋于地，解其棕缚"，在《病梅馆记》中，龚自珍认为，梅花的根只有得到大地的滋养，梅花才能健康成长。而古代的文学家更为苛刻，认为只有"移根上苑"才是梅花应有的待遇。挖去梅树的侧根，切段晒干或鲜用，就成了中药梅根。梅根性味微苦、平，归肝、胆经，具有祛风、活血的功效，用于风痹、喉痹、休息痢、胆囊炎、瘰疬等证的治疗。梅根加黄酒捣烂敷患处，有治疗牙痛的作用；梅根水煎服，有治疗胆囊炎的作用；梅根以水磨服之，有治疗喉痹的作用；梅根煎浓汤，有治疗休息痢并霍乱的作用。

蜡梅

梅花虽好，但主要分布在长江以南各省份，所谓"江南无所有，聊赠一枝春"，南方人为之深深自豪。广大北方群众，岂能忍受这种"有雪无梅俗了人"的生活？于是，北宋时候，大文豪苏东坡挺身而出，他将北方一种经常能够见到，也在寒冬腊月开放的植物命名为"梅花"，为了区别南方的真正梅花，苏东坡称之为"蜡梅"。"天工点酥作梅花，此有蜡梅禅老家。蜜蜂采花作黄蜡，取蜡为花亦其物。"在《蜡梅一首赠赵景贶》一诗中，苏轼正式提出来"蜡梅"的概念。

苏轼刚刚阐释定名，苏门学士黄庭坚（号山谷道人）立即出来响应。黄庭坚在《戏咏蜡梅》诗自注中写道："京洛间有一种花，香气似梅，亦五出而不能晶明，类女工撚蜡所成，京洛人因谓蜡梅。"随后，王安国、杨万里、晁无咎等大家纷纷写诗吟咏蜡梅，就连宋徽宗，也频频以蜡梅为题材作画，创作出《蜡梅山禽图》《梅竹聚禽图》《蜡梅双禽图》等名作。蜡梅在当时地位之尊、气势之盛，竟有和梅花并驾齐驱之势。"蝶采花成蜡，还将蜡染花。一经坡谷眼，名字压群芳。"许多年后，南宋诗人王十朋用诗记载了苏东坡和黄庭坚的定名之功。

蜡梅为蜡梅科蜡梅属植物，为落叶灌木，高可达4米，也叫蜡木、岩马桑、荷花蜡梅、黄金茶、大叶蜡梅。蜡梅的花蕾和根均可入药，分别叫作蜡梅花和铁筷子。

蜡梅花 "枝横碧玉天然瘦，恋破黄金分外香。"（耶律楚材《蜡梅》）蜡梅花也叫蜡花、黄梅花、铁筷子花、雪里花、巴豆花。蜡梅花性味辛、甘、微苦、凉，有小毒，归肺、胃经，具有解暑清热、理气开郁的功效，用于暑热烦渴、头晕、胸闷脘痞、梅核气、咽喉肿痛、百日咳、小儿麻疹、烫火伤的治疗。用蜡梅花泡水喝可治疗久咳；用蜡梅花、扁豆花、鲜荷叶泡水喝可治疗暑热心烦头昏。

铁筷子 为蜡梅科植物蜡梅的根，性味辛、温，具有祛风止痛、理气活血、止咳平喘的功效，用于风湿痹痛、风寒感冒、跌打损伤、脘腹疼痛、哮喘、劳伤咳嗽、疔疮肿毒等证的治疗。铁筷子配伍石楠藤、兔耳风泡酒服用，有治疗风湿痛的作用；铁筷子配伍柳叶过山龙、一口血泡酒服用，有治疗跌打损伤的作用；铁筷子须根五分，为末，酒吞服，有治疗哮喘的作用。

梅花和蜡梅虽然是两种截然不同的植物，但在大多数中国人的观念里，都被笼统地称为"梅花"，赋予高贵的品质。同时，梅花和蜡梅这两种植物，均可入药，具有不同的药性和功效，千百年来，给人带来福泽和健康。一剪梅花两样娇，十味中药百病消。梅花和蜡梅这两种凌雪绽放的植物，在历史的长河里、在古朴的中药房中争奇斗艳，共同演绎出一段千娇百媚、芬芳馥郁的大好春光。

52 │ 烛光荧荧品赤枣

夜悄悄，烛荧荧，

金炉香尽酒初醒。

春睡起来回雪面，

含羞不语倚云屏。

莲脸薄，柳眉长，

等闲无事莫思量。

每一见时明月夜，

损人情思断人肠。

这两首《赤枣子》为五代词人欧阳炯的代表作，描写对意中人的思念之情。大枣是原产于我国的常见水果，属于食药两用中药材。《诗经·豳风·七月》"八月剥枣，十月获稻。"《礼记》"枣栗饴蜜以甘之"。自古以来，枣就和栗、桃、李、杏并称为"五果"。作为水果，枣富含胡萝卜素、B族维生素、维生素C、维生素P，以及钙、磷、铁和环磷酸腺苷等营养成分，有"天然维生素丸"的美誉。作为药材，枣性味甘、温，归心、脾、胃经，具有补脾胃、

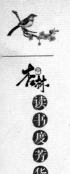

益气血、安心神、调营卫、和药性的功效，用于脾胃虚弱、气血不足、食少便溏、倦怠乏力、心悸失眠、妇人脏躁、营卫不和的治疗。现代药理研究证明，大枣具有中枢抑制、护肝、增强肌力、抗变态反应、提高免疫力、抗氧化及延缓衰老、抗肿瘤等多种药理作用。

李白诗曰："亲见安期公，食枣大如瓜。""枣大如瓜"的典故来源于《史记》。据《史记·孝武本纪》载，方士李少君对汉武帝说："海外的蓬莱仙山上，住着仙人安期生，能长生不老，安期生平常的食品，是像瓜一样大的枣。"食用像瓜一样大的枣就能长生不老，显然是夸大之辞，但经常食用枣，确能延年益寿。《神农本草经》载："（枣）味甘平，主心腹邪气，安中养脾，助十二经。平胃气，通九窍，补少气、少津液，身中不足，大惊，四肢重，和百药。久服轻身长年。"

马钰《满庭芳》曰："松峰之下，闲饮刀圭。荐杯火枣交梨。"交梨火枣的典故来源于陶弘景，他说："玉醴金浆，交梨火枣，此则腾飞之药，不比于金丹也。"意思是吃了交梨火枣就可以羽化登仙。什么是交梨火枣呢?《蠡海》载:"老氏之言交梨火枣者,盖梨乃春花秋熟,外苍内白,虽雪梨亦微苍,故曰交梨,有金木互交之义。枣味甘而色赤,为阳,有阳土生物之义,故曰火枣。"梨皮色微青为木,梨肉白色为金,原本相克的金(阴)木(阳)互融一体,蕴天地阴阳相交相生之意。枣色红为火,枣肉色黄属土,火生土,有相生相承之义。

也有因为枣的养生功效闹出的笑话。宋代圆悟禅师《碧岩录》载:"客有曰:'梨益齿而损脾,枣益脾而损齿。'一呆弟子思久之,曰:'我食梨则嚼而不咽,不能伤我之脾;我食枣则吞而不嚼,不能伤我之齿。'狎者曰:'你真是囫囵吞却一个枣也。'遂绝倒。"这就是成语"囫囵吞枣"的由来。"枣益脾而损齿"的说法并非空穴来风,《本草纲目》载"《素问》言枣为脾之果,脾病宜食之,谓治病和药,枣为脾经血分药也。若无故频食,则损齿,贻害多矣"。大枣有补脾胃之功,历代医家均有论述,不容置疑,但也应辩证看待。《医学入门》载:"心下痞,中满呕吐者忌之。多食(大枣)动风，脾反受病。"《千金方》载："生枣多食令人热渴气胀。"因为枣皮纤维含量很高，不容易消化，多吃了会胀气，胃肠道不好的人不能多吃。另外，红枣味甜，多吃容易生痰生湿，湿热重、舌苔黄的人也不宜多食。至于枣"损齿"之说，其实和古人的卫生习惯有关，古人多不剔齿刷牙，枣肉容易塞入齿缝，时间久了，自然损害牙齿。今天我们注意牙齿卫生，就基本不存在"枣损齿"的问题了。

枣可和百药，能调和处方中其他药物对人体的伤害，让汤药发挥更好的效果，许多经典方剂均用到了大枣。《本经疏证》载："《伤寒论》《金匮要略》两书，用枣者五十八方。"《伤寒论》中的十枣汤能治疗悬饮；《金匮要略》中的甘麦大枣汤能治疗妇人脏躁，喜悲伤，欲哭，数欠伸；《圣济总录》中的大枣膏能治疗眼生赤脉息肉，急痛不开。

枣叶、枣核、枣树皮、枣树根均可入药。枣叶性味甘、温，具有清热解毒的功效，用于小儿发热、疮疖、热痱、烫伤的治疗。《太平圣惠方》中的枣叶次子由枣叶、麻黄、葱白、香豉、童子尿制成，可治疗小儿时气以后，热气不歇。枣核性味苦、平，归肝、肾经，具有解毒、敛疮的功效，用于臁疮、牙疳的治疗。用北枣核烧灰干敷，可治疗内外臁疮；用陈年南枣核烧灰研末撒之，可治疗走马牙疳。枣树皮性温，无毒，具有止泻、祛痰、镇咳、消炎、止血的功效，可以治疗痢疾、肠炎、咳嗽、崩漏、烧烫伤、外伤出血。枣树皮9克，当归3克，各炒为极细末，干撒患处，可治疗刀伤。枣树根性味甘、温，归肝、脾、肾经，具有调经止血、祛风健脾的功效，用于月经不调、不孕、崩漏、胃痛、痹痛、脾虚泄泻、风疹、丹毒的治疗。枣树根同樟树皮煎水洗浴，每日2次，可治疗荨麻疹；枣树根30克，五加皮15克，水煎服，可治疗关节酸痛。

夜深人静，烛光荧荧，泡一盏大枣茶，读两阕《赤枣子》词，品三四段关于大枣的中医药文化故事，何乐而不为。

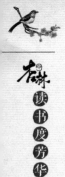

書林 读书度芳华

橘井撷华

53 | 长忆家山藤萝月

新凉窗户，
闲对琴言语。
弹到无人知得处，
两袖五湖烟雨。

坐中斗转参横，
珠朣碎落瑶觥。
忆著故山萝月，
今宵应为谁明。

这首《忆萝月》是南宋词人张辑的代表作之一。秋夜新凉，独在异乡，倍感凄凉。信手鼓琴，难觅知音，弹到无人知得处，顿觉五湖烟雨两茫茫。月落乌啼，斗转参横，不知不觉夜已深。思念故乡，本应是千里共婵娟，月映藤萝山寂寂，谁人能怜游子心。该词凄婉动人，"忆著故山萝月"更是深得后人赞许，词牌《清平乐》因此又名《忆萝月》。

174

"忆萝月"是回忆月光映照在藤萝之上的意思,《花经》说:"(藤萝)条蔓纤结,与树连理,瞻彼屈曲蜿蜒之伏,有若蛟龙出没于波涛间",在月光的照映下,那景色更迷人。"藤萝月"是古诗词中常常用到的意象。杜甫《秋兴八首》诗里说:"请看石上藤萝月,已映洲前芦荻花";宋代诗人张元干《寄题悠然阁三绝句》诗里说:"莫待藤萝满山月,时来倚杖数昏鸦";宋代诗僧释慧远《禅人写师真请赞》诗里说:"澹烟笼古树,缺月挂藤萝";宋代诗人晁冲之《东阳山人僻居》诗里说:"我欲沿溪扬小楫,亭边共醉藤萝月";宋代诗人丘葵《游贤坂书赠可大》诗里说:"一径藤萝月,数家桑柘烟";明代诗人葛一龙《可惜》诗里说:"可惜藤萝月,看人卧寂寥"。

　　唐诗宋词里的藤萝月,意象唯美。藤萝和中医药里的"橘井"之间,还有一段动人的故事。相传,湖南郴州人苏耽,医术高超,人们称他为"苏仙"。苏耽要外出行医了,临行前对母亲说:"如果发生瘟疫,用咱院子里的井水和橘叶煎汤饮服,可以治愈。"后来瘟疫流行,人们用井水煎橘叶服用,竟然痊愈。从此,"橘井"

一词也慢慢演化为中医药的代名词。北宋末年，阮阅任郴州知州，瘟疫流行，民不聊生，阮阅听说到苏仙的旧迹橘井观摘几片叶子泡水饮用可治愈瘟疫，于是前去察看。当他来到橘井观发现，由于采摘叶子的人太多，当年的橘树早已枯死，周围生长的是茂盛的藤萝。但见藤萝硕大的花穗灿若云霞，灰褐色的枝蔓如龙蛇般蜿蜒，病人摘取的正是藤萝的叶子。原来，藤萝对当地流行的肠道寄生虫病、风湿痹痛等多种疾病都有很好的疗效。阮阅有感而发，专门写了《橘井》一诗叹咏其事："苏仙旧隐已藤萝，橘井空来岁月多。摘叶汲泉皆朽骨，郡人犹说愈沉疴。"随后，阮阅找来名医，指导人们用藤萝治疗疾病。又将橘井旧迹种上橘树，修整一新，供人们参观游览，并题诗说："寂寂星坛长绿苔，井边橘老又重栽"。

藤萝，又名藤萝树，为豆科紫藤属植物紫藤，有招豆藤、朱藤、藤花菜、藤萝、黄环、小黄藤、小黄草、紫金藤、轿藤、黄纤藤等多种不同名称。它的茎叶或茎皮、根、种子、花均可入药，分别名为紫藤、紫藤根、紫藤子、紫藤花。

紫藤 "绕廊紫藤架，夹砌红药栏。"（白居易《伤宅》）紫藤性味甘、苦、微温，有小毒，归肾经，具有利水、除痹、杀虫的功效，用于水肿、关节疼痛、肠寄生虫病的治疗。紫藤茎叶含忍冬苦苷、芹菜素和维生素C等成分，有解毒消肿的功效。据《普济方》记载：藤萝二两，捣细为散，每于食前以粥饮调下1钱，治疗休息痢、肠滑；紫藤茎皮、大血藤各9克，水煎服，治疗蛔虫病；紫藤茎叶1～6克，薏苡仁、野菱、诃子等量，水煎，一日两次分服，有治疗胃癌的作用；菱实、紫藤、诃子、薏苡仁各9克，煎汤服，一日两次，可治疗食管癌。

紫藤根 "根盘蛟蜃路藤萝，四面无尘辍棹过。"（唐代罗隐《金山僧院》）紫藤根性味甘、温，归经肝、肾、心经，具有祛风除湿、舒筋活络的功效，用于痛风、痹证的治疗。紫藤根15克，配以其他痛风药煎服，有治疗痛风的作用；紫藤根、牛膝各15克，杜仲10克，水煎代茶饮，有治疗痛风的作用；紫藤根皮、地骨皮、土茯苓各用鲜品30克，血通15克，水煎服，有治疗关节疼痛的作用；紫藤根、锦鸡儿根各15克，水煎服，有治疗风湿痹痛的作用；紫藤根 10 ~ 15 克，水煎服，有驱除蛲虫的作用。

据《浙江民间草药》载："（紫藤根）治筋络风气，补心""紫藤根带有补性，作补剂，每用一二两，同猪肉、鸡肉煮食"。紫藤根 30 克，炖猪肉吃，有治疗体虚的作用；紫藤根 50 克，同鸡肉共炖，食肉饮汤，可治疗视力、听力减退。

紫藤子 "色点湘妃红泪雨，骨凝王屋紫藤霜。"（宋代艾性夫《竹杖》）冬季紫藤果实成熟时采收，除去果壳，晒干，便得到紫藤子。紫藤子又名紫藤豆、藤花子、紫金藤子、藤萝子、土木鳖等，性味甘、微温，有小毒，归肝、胃、大肠经，具有活血、通络、解毒的功效，用于筋骨疼痛、腹痛吐泻、小儿蛲虫病的治疗。取紫藤子 50 克炒熟，泡烧酒 500 毫升，每次服 25 毫升，每日早、晚各 1 次，治疗筋骨疼痛；紫藤子 15 克，醉鱼草根 15 克，鱼腥草 12 克，水煎，分两次服，可治疗食物中毒；紫藤子 9 克，醉鱼草根 12 克，鱼腥草 9 克，水煎，早、晚空腹各服两次，可治疗小儿蛲虫。

紫藤花 "紫藤挂云木，花蔓宜阳春。"（李白《紫藤树》）紫藤花含有较多的挥发油，可提炼制成芳香油，还含有尿囊素、尿囊酸、廿七烷和二氢豆甾醇等成分，有解毒、止吐泻、消肿等功效。取紫藤花适量，加水煎浓汁，去渣加糖熬成膏，每次一匙，开水冲服，每日两次，有治疗腹水肿胀的作用；紫藤花30克，水煎代茶饮，有治疗关节疼痛的作用。紫藤子含有氰化物、司巴丁等成分，有毒，古人用来当作防腐剂使用，《本草纲目》记载"（紫藤子）熬香着酒中，令酒不败"。过量服用紫藤子会发生中毒症状，儿童食入两粒种子即可引起严重中毒，故应谨慎使用；紫藤为中国植物图谱数据库收录的有毒植物，其毒性为豆荚、种子和茎皮有毒，人食用豆荚和种子可发生呕吐、腹痛、腹泻以致脱水等中毒症状，有地方有食用紫藤花的习俗，亦应谨慎。

张辑的《忆萝月》寄托着远方游子对故乡的深深思念，明月下的藤萝就是他魂牵梦绕的家。在阮阅的《橘井》诗里，藤萝是治愈沉疴的灵丹妙药。陆游说："占尽人间清绝事，紫藤香起竹根炉"，明月清风之夜，偷得浮生半日闲，坐在藤萝之下，品一品陆游的"清绝事"，也是一种享受。

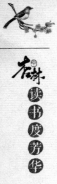

54 | 月色分明桂花香

天高气肃。

正月色分明，秋容新沐。

桂子初收，三十六宫都足。

不辞散落人间去，怕群花、自嫌凡俗。

向他秋晚，唤回春意，几曾幽独。

是天上、余香剩馥。

怪一树香风，十里相续。

坐对花旁，但见色浮金粟。

芙蓉只解添秋思，况东篱、凄凉黄菊。

入时太浅，背时太远，爱寻高躅。

这首《桂枝香·观木樨有感寄吕郎中》是南宋思想家、文学家陈亮的代表作之一。这首词是作者写给自己辞官归隐的友人吕祖谦的，词中借桂花抒怀，用浪漫主义手法表达自己的心志。上阕描写秋高气爽，月色分明，月中桂花，洒落人间，借花言志，层层转进，曲折幽深。下阕改为自己出面言说，自慨平生，进一步展示出更高的、晶莹澄澈的内心世界。整首词句句写花，但所咏心志却一目了然，深得咏物精髓，毫不晦涩。桂花高标远致、心怀高洁，词人雅量高致、光明磊落，花中所隐之人呼之欲出。

词牌《桂枝香》又名《疏帘淡月》，词牌名出自唐朝人裴思谦到长安参加殿试后写的一首诗《及第后宿平康里》，因诗中有"夜来新惹桂枝香"而得名。裴思谦"夜来新惹桂枝香"中的桂枝，和陈亮《观木樨有感寄吕郎中》中的木樨，为同一物种，均指木犀科木犀属植物木犀，也就是我们所说的桂花树，又名九里香、岩桂。桂花系我国特产名花，栽培历史悠久，《群芳谱》说："白者名银桂，黄者名金桂，能结子。红者名丹桂，有秋花、春花、逐月花者。"古时科举考试在秋季进行，其时恰逢桂花盛开，因把夺冠登科比喻成折桂。桂花开时，月朗风清，芬芳馥郁，因此描写桂花的诗词也不计其数。白居易回忆江南美景，最让他留恋的是"山寺月中寻桂子，郡亭枕上看潮头"；柳永夸耀钱塘繁华，感人至深的是"重湖叠巘清嘉，有三秋桂子，十里荷花"。桂花树不但美丽，它的花、枝叶、果实、根或根皮、花经蒸馏所得的液体均可入药，分别名为桂花、桂花枝、桂花子、桂花根和桂花露。

桂花 "不是人间种，移从月里来，广寒香一点，吹得满山开。"（宋代杨万里《丛桂》）桂花性味辛、温，归肺、脾、肾经，具有温肺化饮、散寒止痛的功效，用于痰饮咳喘、脘腹冷痛、肠风血痢、经闭痛经、寒疝腹痛、牙痛、口臭等的治疗。将桂花、百煎药、孩儿茶做膏饼噙在口中，有生津、辟臭、化痰，以及治疗风虫牙痛的作用；将6克桂花在500毫升蒸馏水中浸泡一昼夜，用来漱口，具有治疗口臭的作用；桂花、高良姜各4.5克，小茴香3克，煎服，用于胃寒腹痛的治疗；桂花3~5朵，阴干研为细末，适量吹入口腔溃疡处，用来治疗口腔溃疡，一般1~2次治愈，重者3~4次治愈。

有关桂花的方剂也很多。《医学入门》中的桂花饼由桂花1两，儿茶5钱，诃子7个，甘草5分制成，具有清痰降火、止嗽生津的功效;《直指》中的桂花散由香附5两（炒赤，去毛），蓬术（醋煮，焙干）3两，良姜3两，甘草（炙）3两，桂花1两制成，具有治疗脾积、气痛的功效;《太平惠民和剂局方》中的桂花汤由干姜（炮）9两，桂心、甘草（炒）各9斤，缩砂仁3斤14两制成，具有治一切冷气、心腹刺痛、胸膈痞闷、胁肋胀满、呕逆恶心、饮食无味的功效。有关桂花的方剂还有合香丸、续骨膏、法制缩砂、治齿饼子、三仙延寿酒、桂星散等。

桂花属药食同源药材，广泛用于食品行业。桂花茶是中国特产茶，由桂花和茶叶制成，香气柔和、味道可口，为大众所喜爱;桂花糕是以糯米粉、糖和蜜桂花为原料制作而成的传统美味糕点，具有洁白如玉、清甜爽口、细腻化渣、桂香浓郁的特点;桂花酒选用秋季盛开之金桂为原料，配以优质米酒陈酿而成，色泽金黄、芬芳馥郁、甜酸适口，具有开胃醒神、健脾补虚的功效，尤其适用于女士饮用。古人认为桂为"百药之长"，用桂花酿制的酒能达到"饮之寿千岁"的功效。据说汉代，桂花酒就是人们用来敬神祭祖的佳品。

关于桂花的药膳也很多。先将薏苡仁 30 克煮粥，米烂熟后放入淀粉糊少许，再加砂糖、桂花，做成薏苡仁桂花粥，经常服用具有清利湿热、健脾除痹的功效，用于因湿热留滞而引起的水肿、小便短少，或筋脉痹阻疼痛、肺痈、肠痛等。把梨或白萝卜剖开，中间挖取核或掏出个小孔，将桂花和冰糖放在其中，上笼屉蒸 15 分钟左右，经常食用，具有止咳化痰的功效，用于慢性支气管炎、哮喘等。

桂花露　"桂香多露裛，石响细泉回。"（唐代宋之问《早发始兴江口至虚氏村作》）桂花露为桂花经蒸馏所得液体，性味微辛、微苦、温，具有疏肝理气、醒脾辟秽、明目、润喉的功效，每次 30 ～ 60 克炖温内服，具有治疗肝气郁结、胸胁不舒、龈肿牙痛、咽干口燥、口臭的作用。

桂花枝　"亭亭岩下桂，岁晚独芬芳。叶密千层绿，花开万点黄。"（朱熹《咏桂》）桂花枝性味辛、微甘、温，具有发表散寒、祛风止痒的功效，用于风寒感冒、皮肤瘙痒、漆疮等的治疗。每日用鲜桂花枝和叶 500 ～ 1000 克，加水 2000 毫升，煎至黑色。用纱布蘸水，趁热烫洗患处（不要烫伤皮肤），原汤加热再洗，每日3～4次，用于漆疮（生漆皮炎）的治疗；鲜枝叶适量，用水煎，擦洗患处，用于湿疹的治疗；鲜桂叶25～50克，鲜刺针草50～150克，水煎，分2～3次服用（鼻饲），用于流行性乙型脑炎的治疗，高热者加大青叶50克，同上药煎服，频繁抽搐和痰多者，另取桂花叶25～50克，捣烂用冷开水冲服。

桂花子 "莫羡三春桃与李，桂花成实向秋荣。"（唐代刘禹锡《咏怀》）桂花子性味甘、辛、温，归肝、胃经，具有温中、行气、止痛的功效，用于胃寒疼痛、肝胃气痛的治疗。桂花子、炒砂仁各6克，香附、高良姜各9克，水煎服，每日1剂，用于胃寒气痛的治疗；桂花子、陈皮各6克，香附、乌药各9克，煎服，用于肝胃气痛的治疗。

桂花根 "安知南山桂，绿叶垂芳根。"（李白《咏桂》）桂花树的根或根皮名为桂花根，又名桂树根、桂根、白桂花树根，性味辛、甘、温，具有祛风除湿、散寒止痛的功效，用于风湿痹痛、肢体麻木、胃脘冷痛、肾虚牙痛的治疗。桂花根9克，细辛3克，野菊花、地骨皮各 15 克，水煎服，用于牙痛的治疗；桂花根粗皮 500 克，麻油 250 克，炒黄丹 250 克，熬膏（黄丹要去渣后才下），取出放冷后，贮入瓷罐中，用时火炖化，摊帖，用于风湿麻木及腰痛的治疗；桂花根、吴茱萸各 3 克，香通（即香樟根）6 克，苦荞头 15 克，水煎服，用于脘腹冷痛的治疗；桂花根、仙鹤草、槐花各 9 克，香椿皮 12 克，水煎服，用于肠风下血的治疗；白桂花树根 60 克，浓煎后去渣，放入瘦猪肉 120 克（再煎至肉熟），加盐适量服用，两日一次，14 天为一个疗程，用于痛证的治疗。

李清照在《鹧鸪天·桂花》中说："何须浅碧深红色，自是花中第一流。"在《桂枝香·观木樨有感寄吕郎中》中，陈亮把自己比作月中的桂花，散落人间，希望干一番经天纬地的英雄事业，却又担心地上群芳嫉妒。地上的桂花，又何尝不是一树香风，十里相续，更何况，一棵桂树，五味药材，济世救人，真可谓花中第一流。

55 │ 清香深处荷花媚

霞苞霓碧。

天然地、别是风流标格。

重重青盖下，千娇照水，

好红红白白。

每怅望、明月清风夜，

甚低迷不语，娇邪无力。

终须放、船儿去，

清香深处住，看伊颜色。

这首《荷花媚》是苏轼的代表作之一。月白风清之夜，一朵朵含苞欲放的荷花千娇百媚，映衬在碧绿的荷叶之上，别有一番情趣。青青的荷叶之下，明镜一般的湖水映照着红红白白的荷花，景致迷离。坐在小船之上，划向清香深处，只为看那荷花的容颜。这便是苏轼笔下的荷塘月色。

荷花为睡莲科莲属植物莲的花蕾，又名莲花。在古代，称未开放的莲花为菡萏，已经开放的荷花为芙蓉。唐代以后，逐渐将木芙蓉称为芙蓉，而将莲花称为水芙蓉。在中国，荷花不但是一种可供观赏的花卉，更是一种具有哲学意义的圣物。《诗经·陈风·泽陂》有"彼泽之陂，有蒲菡萏"，《诗经·郑风·山有扶苏》有"山有扶苏，隰有荷华"。"制芰荷以为衣兮，集芙蓉以为裳"，屈原的《楚辞》中更是多次提到荷花，用它象征高洁的君子和幽怨的爱情。

东汉以降，随着佛教的传入，荷花的佛教寓意也随之进入中土，并深深地影响了我们对荷花的认知。在《华严经》中，用荷花比喻佛陀的"四德"，在《三藏法数》里，用荷花比喻菩萨的"十善"，荷花成为佛国净土的象征。在《爱莲说》中，周敦颐称荷花为"花之君子"。显然，周敦颐继承和发展了屈原《离骚》中以荷花喻君子的象征传统，他不仅取荷花芳洁的特质，还以荷枝的结构特征和姿态来比喻君子美好、高尚的道德情操。周敦颐对荷花的评价，也不断被后人效仿，在传统文化中，荷花成为"出淤泥而不染"君子的代名词。

荷花　除哲学意义之外，荷花还是常用的中药。荷花性味苦、甘、平，归肝、胃经，具有散瘀止血、祛湿消风的功效，用于损伤呕血、血淋、崩漏下血、天疱湿疮、疥疮瘙痒等的治疗。《医方摘要》中用"干荷花，为末。每酒服方寸匕"治疗坠损呕血、坠跌积血、心胃呕血不止；《简便单方》记载，将荷花瓣贴到患处，可以治疗天疱湿疮；《丹溪治法心要》记载，将荷花瓣贴到患处可治疗唇上生疮。

"蓲蓞新花晓并开，浓妆美笑面相隈。"（唐代刘商《咏双开莲花》）《本草再新》载"（荷花）消湿去风，治疮疥"；《日华子本草》载"（荷花）镇心，益色驻颜"；《外台秘要》载，将红莲花、白莲花、丁香、沉香等18味中药"捣末乳等并研，以绢下之，合和大豆末七合，研之千遍，密贮勿泄"，制成"千金疗澡豆方"，以此方"常以洗手面后作妆"，具有"百日面如玉，光润悦泽，去臭气粉滓，咽喉臂膊皆用洗之，悉得如意"的功效。《本草纲目》记载："面黑粉滓，用李花、梨花、樱桃花、白蜀葵花、白莲花、红莲花、旋覆花、秦椒各六两，桃花、木瓜花、沉香、丁香、青木香、钟乳粉各三两，珍珠、玉屑各二两，蜀水花一两，大豆末七合，为细末瓶收。每日盥靧，用洗手面，百日光洁如玉也。"因为这个方子用到了十种花，后人称之为十花美容散。据《大清草木方》记载，荷花、藕、莲子3味中药按照7：8：9的比例配制，置通风处阴干，研成细粉，存于瓷瓶内密封。每日早晚空腹以温开水送服1次，每次1小匙，经常服用，具有养阴清热、美容驻颜的功效，用于体胖、容颜衰败、老态明显者，有减肥和养护容颜的功效。

将荷花的花蕾蒸馏，所得的花水也是一味中药，名为白荷花露。白荷花露具有清暑、凉营的功效。炖温内服，每次60～120克，可用于中暑、烦热口渴、喘嗽、痰血的治疗。

莲须 "应为洛神波上袜，至今莲蕊有香尘。"（唐代温庭筠《莲花》）6～8月荷花盛开时，采取荷花的雄蕊阴干，也是一味中药，名为莲须，又名金樱草、莲花须、莲花蕊、佛座须。莲须性味甘、涩、平，归心、肾经，具有清心益肾、涩精止血的功效，用于遗精、尿频、遗尿、带下、吐血、崩漏等的治疗。莲须是治疗"男子肾泄"的常用中药，李时珍曰："莲须甘涩，清心止血，通肾固精""治梦遗精滑最良"。中医治疗精气不固的经典方剂中，多用到莲须。《万氏家抄方》中的固精丸由莲须 8 两，覆盆子 4 两，菟丝子（酒浸，捣成膏）4 两，破故纸（炒）4 两，山茱萸（去核）4 两，芡实 500 个，沙苑蒺藜半两（酒浸）、龙骨 2 两（火煅醋淬 7 次）组成，上药研为细末，蜜为丸，如梧桐子大，每服 100 丸，空心盐汤送下，用于遗精梦泄的治疗。《经验广集》中的固精丸由熟地黄 8 两，山茱萸 2 两，山药、茯苓各 3 两，牡丹皮、龙骨各 3 钱（生研，水飞），莲须 1 两，芡实 2 两，线胶 4 两（同牡蛎炒熟，去牡蛎）组成，上药研为细末，蜜丸梧子大，每服 4 钱，空心淡盐汤下，也用于遗精梦泄的治疗。《本草通玄》认为莲须治"女子崩带"。《兰室秘藏》中的立效散由当归、莲花心（莲须）、白绵子、红花、茅花各 30 克组成，将上锉如豆大，白纸裹定，泥固，炭火烧灰存性，为细末。每次 3～5 克，温开水调服，用于妇人血崩不止的治疗。《孙天仁集效方》中用莲须、黑牵牛（头末）各1.5两，当归5钱，为末，每空心酒服2钱，治疗久近痔漏30年者，亦颇有疗效。《本草再新》认为莲须"清心肺之虚热，解暑除烦，生津止渴"。《幼幼集成》中的莲花饮由白莲须1钱，粉干葛1钱，白茯苓1钱，大生地黄1钱，真雅连5分，天花粉5分，宫拣参5分，北五味5分，净知母5分，炙甘草5分，淡竹叶5分，灯心草10茎组成，将上药水煎热服，用于上消口渴、饮水不休的治疗。

清香深处，荷花妩媚，风流标格，东坡陶醉。这馥郁的荷花清香当中，既蕴藏着哲学的思辨，亦包含着中药的芬芳。

56 ｜ 明月斜映梧桐影

明月斜，
秋风冷。
今夜故人来不来，
教人立尽梧桐影。

这首《梧桐影》是吕岩（吕洞宾）的作品，虽然只有短短20个字，却为我们描绘了一幅意味深长的中国画：明月西斜，秋风萧瑟，有约不来，主人公不是坐在屋里"闲敲棋子落灯花"，而是站在瑟瑟秋风中、苍苍梧桐下，苦苦等待故人。这首词意味深刻隽永，柳永《倾杯》词中"空赢得，悄悄无言，愁绪终难整。又是立尽，梧桐碎影"便是袭用这首词的意韵。丰子恺的漫画《今夜故人来不来，教人立尽梧桐影》，也是袭用《梧桐影》的意境。

梧桐是中国古代宫廷、庭院、园林中最为常见的树种。王昌龄《长信秋词》"金井梧桐秋叶黄，珠帘不卷夜来霜"和皇甫曾《奉寄中书王舍人》"风传刻漏星河曙，月上梧桐雨露清"描写的便是宫廷种植梧桐的景色；李贺《天上谣》"秦妃卷帘北窗晓，窗前植桐青凤小"和艾性夫《题龟峰僧阁》"雁声忽断梧桐雨，草阁秋深倚暮寒"描写的是园林中的梧桐；夏侯湛《桐赋》"有南国之陋寝，植嘉桐乎前庭"和谢朓《游东堂咏桐》"孤桐北窗外，高枝百尺余"描写的则是庭院中的梧桐。

　　梧桐有着广泛的应用价值。古人制琴，必用古桐。相传当年伏羲在西山桐林中见一凤一凰栖于梧桐树上。因凤凰通天应地，协五音、合九德，非竹不食，非醴泉不饮，非梧桐不栖。羲皇料定梧桐是神灵之木，决意将其制成乐器。由此可见，梧桐于古琴，本是天作之合，古代流传下来的很多名琴，都是桐木制成。除了制作乐器，梧桐木还是良好的包装材料；梧桐子经压榨提炼，可制成重要的化工原料梧桐籽油；梧桐树皮的纤维洁白，可用以造纸和编绳等。

　　古人遍植梧桐，还因为梧桐有广泛的药用价值。梧桐的种子、叶、树皮、根、花均可入药，分别名为梧桐子、梧桐叶、梧桐白皮、梧桐根、梧桐花。

梧桐子 "实比梧桐堪食凤，箨翻风雨便成龙。"（宋代范祖禹《李方叔馈潭笋》）宋朝药学家寇宗奭曰："（梧桐）五六月结子，人收炒食，味如菱、芡。"梧桐树的种子炒熟后可以食用，也可入药。梧桐子性味甘、平，归脾、肺、肾经，具有健脾消食、益肺固肾、止血的功效，用于伤食腹痛腹泻、哮喘、疝气、须发早白、小儿口疮等的治疗。现代药理研究证明，梧桐子具有降压、止血的作用，临床用梧桐子冲剂治疗鼻出血，效果良好。梧桐子炒香，剥（去）壳食之，有治疗疝气的作用；梧桐子炒焦研粉，冲服，每服 3 克，有治疗伤食腹泻的作用；梧桐子适量煅研细末外敷，每日 1 次，有治疗烂疮的作用；梧桐子 12 克，黄芩 12 克，鱼腥草 9 克，杏仁 6 克，桔梗 6 克，瓜蒌 6 克，甘草 3 克，水煎服，每日 2 次，有治疗肺炎的作用；梧桐子（炒焦）15 克，青藤香 12 克，共研为细末，每服 3 克，开水送服，有治疗食伤腹痛腹泻的作用。

梧桐叶 "东园寂寞西园静，梧桐叶落银床冷。"

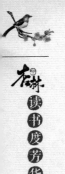

（元代王冕《红梅翠竹山雉图》）梧桐叶性味苦、寒，归肺、肝经，具有祛风除湿、解毒消肿、降压的功效，用于风湿痹痛麻木、泻痢、跌打损伤、痈疮肿毒、痔疮、小儿疳积、高血压等的治疗。现代药理研究证明，梧桐叶具有降血压和镇静作用。临床用梧桐叶糖浆治疗高血压，用梧桐叶注射液治疗银屑病，均有良好疗效。梧桐叶15～30克，水煎服，有治疗风湿骨痛、跌打骨折、哮喘的作用；梧桐叶7张，硫黄5分，以水、醋各半煎汤，先熏后洗，有治疗痔疮的作用；梧桐叶研成细末，外敷伤口，有治疗刀伤出血的作用；梧桐叶、大麻仁各半斤，捣碎，以米泔水1斗，煮至5升，去滓，每日洗头，有促进头发生长的作用。

梧桐树皮　"一株青玉立，千叶绿云委。"（白居易《云居寺孤桐》）梧桐树皮青翠如玉，故又有青玉之称。梧桐去掉栓皮的树皮也可入药，为梧桐白皮。梧桐白皮性味甘、苦、凉，归肝、脾、肺、肾、大肠经，具有祛风除湿、活血通经的功效，用于风湿痹痛、月经不调、痔疮、脱肛、丹毒、恶疮、跌打损伤等的治疗。梧桐树根白皮30～60克，盐炒至黄色，再加水煎服，有治疗疝气肿痛、痔疮肿痛出血的作用；梧桐白皮烧研，和乳汁，涂须发，有治疗须发黄赤的作用。有治疗肠痔作用的"猪悬蹄青龙五生膏"和"妙应膏"均含有梧桐白皮的成分。

梧桐根 "根在清源，天开紫英。星宿其上，美禽来鸣。"（宋代晏殊《梧桐》）梧桐根性味甘、平，归肺、肝、肾、大肠经，具有祛风除湿、活血通经、杀虫的功效，用于风湿关节疼痛、淋证、白带、月经不调、跌打损伤、血丝虫病、蛔虫病等的治疗。梧桐鲜根 30～45 克（若干根则 24～36 克），酒水各半同煎 1 小时，内服，有治疗风湿疼痛的作用；梧桐根 15～30 克，水煎服，有治疗哮喘的作用；梧桐根、水桐根、桂花树根皮、苎麻根，皆去粗皮，捣烂外敷，亦可内服，有治疗肿毒的作用。

梧桐花 "一树梧桐烂熳开，紫沉黄玉是花材。"（宋代董天吉《梧》）梧桐花性味甘、平，归肺、肾经，具有利水消肿、清热解毒的功效，用于水肿、小便不利、无名肿毒、创伤红肿、头癣、汤火伤的治疗。梧桐花（干）9～15 克，水煎服，有治疗水肿的作用；梧桐花研粉调涂，有治疗烧烫伤的作用；新鲜梧桐花，用热水泡开，放凉至50度左右泡脚，有治疗脚气的作用。

《孔雀东南飞》中，梧桐"枝枝相覆盖，叶叶相交通"，象征着坚贞不屈的爱情；在李煜眼里，"无言独上西楼，月如钩。寂寞梧桐深院锁清秋"，梧桐是他同病相怜的臣虏；在李清照的心中，"梧桐更兼细雨，到黄昏，点点滴滴"，梧桐雨落都是愁。在宋代诗僧释重显眼中，"红芍药边方舞蝶，碧梧桐里正啼莺"，芍药红艳，梧桐碧青，蝶舞翩翩，莺啼阵阵，药圃旁边，景色这边独好。

57 ｜ 凌波雅客临江仙

滚滚长江东逝水，

浪花淘尽英雄。

是非成败转头空，

青山依旧在，几度夕阳红。

白发渔樵江渚上，

惯看秋月春风。

一壶浊酒喜相逢，

古今多少事，都付笑谈中。

这首明代才子杨慎的代表作《临江仙》，叙述历史兴亡，抒发人生感慨，豪放中有含蓄，高亢中有深沉，慷慨悲壮，意味无穷，读来荡气回肠。让人在感受苍凉悲壮的同时，又仿佛处于淡泊宁静的气氛之中。

《临江仙》原是唐教坊曲，后用作词牌。南宋词人黄升《花庵词选》卷一载："唐词多缘题所赋，《临江仙》之言水仙，亦其一也"；明董逢元辑《唐词纪》载此调"多赋水媛江妃"。黄升和董逢元说的其实是同一种植物，水媛江妃就是水仙。传说帝尧的两个女儿娥皇、女英同时嫁给帝舜，姐姐为后，妹妹为妃，三人感情甚好。帝舜南巡苍梧驾崩，娥皇女英往寻，双双殉情于湘江。上天怜悯二人的至情至爱，便将二人的魂魄化为江边水仙，成为水仙的花神。或说二人精魂不散，成为水媛江妃湘夫人，水仙也因此有了"凌波仙子"这一美称。从唐杜甫"斩根削皮如紫玉，江妃水仙惜不得"；到宋黄庭坚得朋友赠送的 50 枝水仙，欣然赋诗"凌波仙子生尘袜，水上轻盈步微月。是谁招此断肠魂，种作寒花寄愁绝。含香体素欲倾城，山矾是弟梅是兄。坐对真成被花恼，出门一笑大江横"；再到元代诗人钱选的"帝子不沉湘，亭亭绝世妆"。自唐朝以来，历代诗人都吟咏了这个凄婉悲情的传说，将现实的水仙和凌波仙子的故事融为一体，亦真亦幻。

"韵绝香仍绝，花清月未清。"（宋代杨万里《水仙花》）水仙天生丽质，芬芳清新，素洁幽雅，为我国十大名花之一。将水仙放在客厅，可以吸收噪声、废气；水仙花释放出的清新香气，给人以宁静、温馨的感觉，故元代程棨在《三柳轩杂识》将水仙称为花中"雅客"。在中国古代，人们将水仙与兰花、菊花、菖蒲列为花中"四雅"，将水仙与梅花、茶花、迎春花列为雪中"四友"。在现代，人们认为水仙是万事如意、吉祥、美好的象征。

"江妃虚却蕊珠宫，银汉仙人谪此中。"（宋代杨万里《水仙花》）水仙为石蒜科水仙属植物，又名雅蒜、天葱。清秀典雅，气味芬芳的水仙，既可观赏，亦能入药。水仙的鳞茎名为水仙根，水仙的花朵名为水仙花，均为治病救人的中药材。

水仙根 "瓣疑是玉盏，根是谪瑶台。"（近代秋瑾《水仙花》）被称为"谪瑶台"的水仙根又名水仙球根、水仙头，性味苦、微辛、寒，有小毒，归心、肺经，具有清热解毒、散结消肿的功效，用于痈疽肿毒、乳痈、瘰疬、疔腮、鱼骨鲠喉的治疗。水仙根多液汁，含有石蒜碱、多花水仙碱等多种生物碱，这些生物碱对部分癌细胞有抑制作用，但也有很强的不良反应，因此水仙根只可捣敷或绞汁外用，不可内服。阴疽及痈疮已溃者，外用时也会因皮肤破损而吸收中毒，故禁止使用。《岭南采药录》记载："（水仙）取头部捣烂，敷治乳痈；又治一切毒痛疽，捣烂敷之，能散毒。"水仙根、红糖各适量，捣绒外敷，用于痈毒初起的治疗；鲜水仙（根）60克，雄黄（研粉）15克，共杵，敷核处，用于鼠疫、结核的治疗；水仙根、马勃各适量，捣绒外敷，用于腮腺炎的治疗；水仙根同面粉捣敷颊部，用于牙龈肿痛的治疗；鲜水仙根切碎，捣烂加面粉适量，用米醋调至糊状，贴患处，用于跌打损伤的治疗；鲜水仙捣烂贴足底，能解热定惊，用于小儿惊风发热的治疗；水仙根1个，蓖麻子（去壳）30粒，共捣烂，贴足心涌泉穴，一夜换帖2～3次，可用于小便不通、少腹急涨等尿潴留症状的治疗。

水仙花 "六出玉盘金屈卮，青瑶丛里出花枝。"（清代刘灏《广群芳谱》）水仙花又名金盏银台、女星、姚女花等，性味辛、凉，具有清心悦神、理气调经、解毒辟秽的功效，用于神疲头昏、月经不调、痢疾、疮肿的治疗。《本草纲目》记载："（水仙花）作香泽涂身，理发，去风气，又疗妇人五心发热"；《现代实用中药》认为水仙花可以治疗子宫病及月经不调。水仙花、棉花子（去壳）各等分，研末，每服 3 克，每日 3 次，温开水送下，有治疗月经不调的作用。明代的《卫生易简方》中用水仙花、干荷叶、赤芍等药材研为散剂，以米汤送服治疗妇女五心发热。此方中水仙花清心悦神、理气调经，干荷叶凉血止血、升发清阳，赤芍养阴行瘀、清热凉血，三者配伍治疗五心发热，相辅相成。后人根据此方将水仙花、干荷叶、赤芍各等量，研成细末，每次取 6 克开水冲泡饮用，名曰"水仙荷叶饮"，具有清心悦神、理气调经的功效。水仙花中的丁香油酚对金黄色葡萄球菌、肺炎链球菌、大肠埃希菌、变形杆菌及致病性真菌有抑制作用。水仙花 12 克，白糖 15 克，开水煎服，连服 3 ~ 4 天，对痢疾有良好的治疗作用。

宋朝黄庚《水仙花》诗云："冰魂月魄水精神，翠袂凌波湿楚云。"水仙虽冰魂月魄、青翠可人，但却是中国植物图谱数据库中收录的有毒植物，且为全株有毒，尤以水仙根毒性最大。误食可能造成呕吐、腹痛、脉搏频微、出冷汗、下痢、呼吸不规律、体温上升、昏睡、虚脱等症状，严重者发生痉挛、麻痹而死。因此，家中养有水仙花，一定要加强管理；若入药使用的，亦需谨慎。

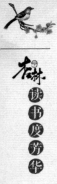

58 ｜ 甘寒阵阵芭蕉雨

今夜小院无人，重楼有月。

试问道、肯来么，丁宁说。

须写个帖儿、丁宁说。

思一见冰雪。

玉人何处梦蝶。

争奈宝帐情生，金尊意惬。

枕箪不胜香滑。

晚庭消尽暑，浑无热。

雨过凉生藕叶。

这首《芭蕉雨》为南宋词人程垓的代表作之一。炎热的夏季，时近黄昏，一阵芭蕉雨后，酷暑尽消。面对"今夜小院无人，重楼有月"的宁静夏夜，词人想到心中的爱人，感慨万千，即兴创作了这首柔婉的词。程垓的好友，著名诗人杨万里，也有一首《芭蕉雨》，更是将夏夜的芭蕉雨描写得丝丝入扣："芭蕉得雨便欣然，终夜作声清更妍。细声巧学蝇触纸，大声锵若山落泉。三点五点俱可听，万籁不生秋夕静。芭蕉自喜人自愁，不如西风收却雨即休。"

在大多数北方人的心中，有两个芭蕉。一个是诗词中的芭蕉，既有"红了樱桃，绿了芭蕉"的感叹，也有"深院锁黄昏，阵阵芭蕉雨"的落寞，寄托了诗人的无限孤独忧愁和离愁别绪。另一个则是水果店中，常与香蕉傻傻分不清的芭蕉。这也难怪，芭蕉和香蕉都是芭蕉科芭蕉属植物，本就相近，况且芭蕉是南方植物，"窗前谁种芭蕉树？阴满中庭"说的便是淮河以南的人家，北方人则"桃红柳绿"见得更多。其实在中药房中，还有第三个芭蕉，就是中药芭蕉。芭蕉又叫猗且、巴且、天苴、绿天、扇仙等。芭蕉的根、叶、花、果实及茎中汁液均可入药，分别为芭蕉根、芭蕉叶、芭蕉花、芭蕉子和芭蕉油。

芭蕉根 "隔窗知夜雨，芭蕉先有声。"（白居易《夜雨》）芭蕉根是芭蕉的根茎，性味甘、寒，归胃、脾、肝经，具有清热解毒、止渴、利尿的功效，用于热病、烦闷、消渴、痈肿疗毒、丹毒、崩漏、淋浊、水肿、脚气、黄疸等的治疗。《食疗本草》记载："(芭蕉根)主黄疸。"芭蕉根3钱，山慈姑2钱，胆草3钱。捣烂，冲水服，有治疗黄疸病的作用。《日华子本草》记载："(芭蕉根)治天行热狂，烦闷，消渴；患痈毒并金石发、热闷口干人，并绞汁服；肿毒游风，风疹，头痛，并研罯敷。"《太平圣惠方》记载"生芭蕉根，捣绞取汁，时饮一二合"，可以消渴，并治疗"口舌干燥，骨节烦热"。鲜芭蕉根60克，捣烂取汁，和晚蚕沙粉30克，蜂蜜少许冲服，有治疗糖尿病的作用；芭蕉根30克，杜仲15克，煨水服，有治疗头晕目眩、哮喘的作用；芭蕉根取汁抹之，有治疗疮口不愈合的作用。芭蕉根250克，猪脑1副，炖服，是可用于头昏痛的食疗方；芭蕉根15～30克煎汁，或同猪肉煮食，是可用于高血压的食疗方。《现代实用中药》载："(芭蕉根)利尿，治水肿脚气。"鲜芭蕉根200克，猪瘦肉200克，水炖，服汤，分早晚2次服，每隔3天1剂，有治疗乳糜尿的作用；芭蕉根15克，煎服，或与接骨木花10克同煎服，有治疗慢性肾炎的作用。

芭蕉叶 "芭蕉舒叶大，同向雨中愁。"(现代马一浮《山中卉木序》）芭蕉叶呈长圆形，肥厚宽大，色泽鲜绿，古代文人避暑时，常在上面写字作为消遣。唐代诗人戴叔伦《赠鹤林上人》中"归来挂衲高林下，自剪芭蕉写佛经"及李益《逢归信偶寄》中"无事将心寄柳条，等闲书字满芭蕉"都有记述。除了用于供文人雅士消遣，芭蕉叶还是一味中药。芭蕉叶性味甘、淡、寒，归心、肝经，具有清热、利尿、解毒的功效，用于热病、中暑、脚气、痈肿、烫伤等的治疗。芭蕉叶适量研末，可以用来治疗烫伤。烫伤水疱已破者，可用麻油调芭蕉叶末外搽；烫伤水疱未破者，可用鸡蛋清调芭蕉叶末外敷。芭蕉叶、山栀子煮汤，作熏洗剂或温浴剂，可以治疗全身浮肿、阴囊肿。芭蕉叶研末，和生姜汁外涂，可以治疗肿毒初发。芭蕉叶性寒，具有清热功效，因而可用于热病、中暑等病的治疗。人们曾经把用蒲葵叶子做的蒲扇叫作芭蕉扇，但蒲葵和芭蕉是两种截然不同的植物，叶子外形与作用也大相径庭。于是后来，人们把蒲葵叶子做的扇专叫作蒲扇，如《济公传》中济公所持之扇。而把用其他材质做成的，形状如芭蕉叶的扇子，叫作芭蕉扇，如《西游记》中铁扇公主所持之扇和

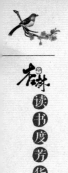

《八仙过海》中汉钟离所持之扇。

芭蕉花 "紫茸香浮檐卜树，金茎露滴芭蕉花。"（元代顾瑛《湖光山色楼》）芭蕉花色彩艳丽，味道鲜甜，既可食用，也能入药。八九月采摘正开的芭蕉花，鲜用或阴干，就是中药芭蕉花。芭蕉花性味甘、微辛、凉，具有化痰、散瘀、止痛的功效，用于胸膈饱胀、脘腹痞痛、吞酸反胃、呕吐痰涎、头目昏眩、心痛、怔忡、风湿疼痛、痢疾等的治疗。《日华子本草》载"芭蕉花烧存性，研，盐汤点服二钱"，可治疗心痹痛。芭蕉花250克，猪心1个，水炖服，是可以用于心绞痛的食疗方；芭蕉花1朵，同猪心煮食，是可用于怔忡不安的食疗方。《滇南本草》载："（芭蕉花）主治寒痰停胃，呕吐恶心，吞酸吐酸，反胃吐呃。"芭蕉花2钱，水煎，点水酒服，忌鱼、羊、生冷、蒜，可用于胃炎、胃溃疡、反流性食管炎等疾病的治疗；芭蕉花、花椒树上寄生茶各15克，煨水服，每日2次，可用于胃痛的治疗；芭蕉花60克，猪肺250克，水炖服，是可用于肺结核的食疗方；芭蕉花用白酒浸泡，制成芭蕉花药酒，每次饭后饮小半杯，可用于预防和治疗风湿痛。

芭蕉油 "何时断得闲烦恼，一任芭蕉滴到明。"（宋代胡仲参《听雨》）夏秋季节，将芭蕉的茎根部刺破，取流出的汁液，用瓶子装好密封，便得到中药芭蕉油。芭蕉油性味甘、寒，具有清热、止渴、解毒的功效，用于热病烦渴、惊风、癫痫、高血压头痛、疔疮痈疽、中耳炎、烫伤等的治疗。芭蕉油滴入耳心，每日3～4次，有治疗中耳炎的作用；芭蕉油时时呷一两口，有预防和治疗癫病的作用。

芭蕉子 "绿绢芭蕉裂，黄金橘柚悬。"芭蕉的果实名为芭蕉子，既是水果店中的常见水果，也是一味中药。芭蕉子归肺、心、肾经，具有润肺止渴、通血脉、填骨髓的功效，《食疗本草》记载"（芭蕉子生食）止咳润肺，（蒸熟取仁食用）通血脉，填骨髓"。

三伏天中，上蒸下煮，酷热难耐。这时下一场酣畅淋漓的芭蕉雨，一边听雨打芭蕉之声，如蝇触纸、如山泉落；一边品品关于芭蕉的中医药文化，养身养心。这便在酷暑之余，有甘寒顿生之感。